U0595157

北京按摩医院权威专家教你

10分钟学会
中医按摩

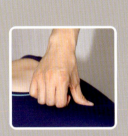

主编单位　北京按摩医院
主　编　赖　伟
副 主 编　周小波　金　涛

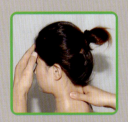

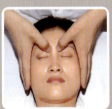

北京出版集团公司
北 京 出 版 社

图书在版编目（CIP）数据

10分钟学会中医按摩 / 赖伟主编. — 北京：北京出版社，2017.1
ISBN 978 - 7 - 200 - 11933 - 6

Ⅰ. ①1… Ⅱ. ①赖… Ⅲ. ①按摩疗法（中医） Ⅳ.
①R244.1

中国版本图书馆CIP数据核字（2016）第 264807 号

10 分钟学会中医按摩
10 FENZHONG XUEHUI ZHONGYI ANMO

主编单位　北京按摩医院

主编　赖伟

副主编　周小波　金涛

北 京 出 版 集 团 公 司
北 京 出 版 社　出版

（北京北三环中路 6 号）

邮政编码：100120

网　　　址：www.bph.com.cn

北 京 出 版 集 团 公 司 总 发 行

新 华 书 店 经 销

北京市雅迪彩色印刷有限公司印刷

*

787 毫米 × 1092 毫米　　16 开本　　12.75 印张　　178 千字
2017 年 1 月第 1 版　　2017 年 1 月第 1 次印刷
ISBN 978 - 7 - 200 - 11933 - 6
定价：45.50 元
如有印装质量问题，由本社负责调换

质量监督电话：010 - 58572393

责任编辑电话：010 - 58572245

编著者名单

主编单位	北京按摩医院
主　　编	赖　伟
副 主 编	周小波　金　涛
编　　委	王友仁　师瑞华　杨金斗　赵润琛
编 著 者	（按姓氏笔画为序）

王　钲　王海龙　韦景斌　曲　怡　任蒙强　齐　鸿

孙　殷　李　兵　李　鹏　李东伟　邱丽漪　张柏贺

陈　悟　谭燚飞

审 稿 者	杨　阳　郑　理　孔安安　邓　锐　陈　勇　李　虹
照片拍摄	
**　摄　　影**	张建平
**　指导专家**	金　涛　肖竣元　姜存旺
**　操作示范**	张　伟
**　模　　特**	郝文霞

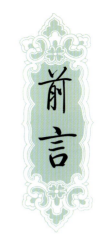

前言

　　中医按摩作为中国传统医学的重要组成部分，是中华传统文化的瑰宝。它可以通过手法作用于人体体表的特定部位或穴位，以调节人体的生理、病理状况，达到防治疾病的目的。随着当代健康理念的不断进步，越来越多的人希望通过绿色、自然、健康的非药物性治疗和保健方法治病强身，延年益寿。为了将中医按摩这一符合现代健康理念的独特方法介绍给广大读者，北京按摩医院组织专家编写了本书。本书力图化繁为简，用通俗易懂的语言向读者阐述中医最基本的观点、观念以及中医按摩的基本原理和常用手法，并重点针对生活中常见的一些不适和问题，给出简易的治疗和缓解方法。希望能使广大读者不但更多地了解中医，而且能在自己的生活中获益。

　　除所有编著者外，还有多位同仁为本书付出了辛勤的劳动，在此一并致以衷心感谢！

北京按摩医院
2016 年 4 月

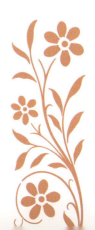

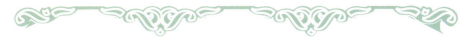

目录

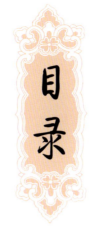
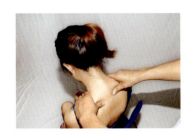

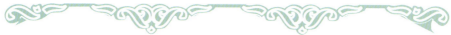

第三章   **中医按摩的基本要领和适用对象 / 053**

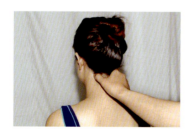

第四章　教你中医按摩的 21 种常用手法 / 057

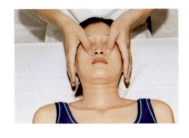

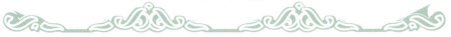

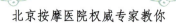
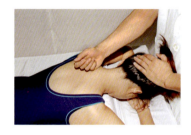
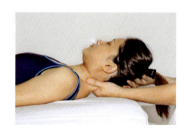
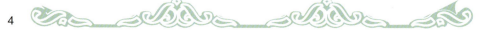

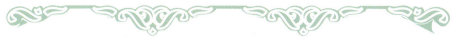

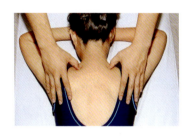
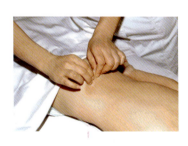

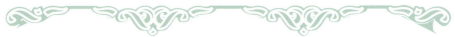
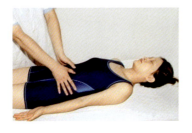
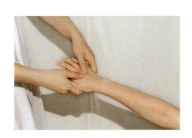

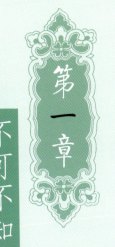

第一章

不可不知的中医的简单常识

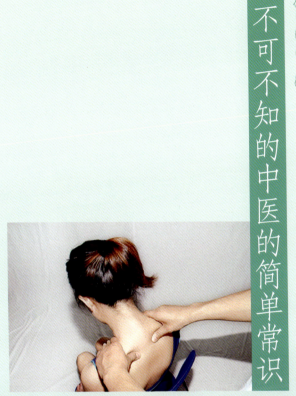

一、中医有哪些基本观点

中医与中国传统文化有着密切的联系，要了解中医就需要对中国传统哲学观点有基本的认识。在中国传统哲学里面，"气"占有非常重要的位置。气是构成世间万事万物的基础物质。所有事物都可以看作是气在不同时间、空间中的具体表象。中医认为，气是构成和维持人体生命活动的基本物质，日月星辰、山川河流以及各种生物等都是"气"的具体表现。

气除了"气"的概念之外，还是各种功能的体现，也就是兼具"体用"两方面的内容。比如人能维持恒定的体温，中医认为这是气的"温煦"作用，过于怕冷即是气的"温煦"作用低下；出汗过多，是气的"固摄"作用减弱；还有人容易感冒，是气的"防御"作用降低所致。如此种种，都是气的各种功能的具体体现。

中医的特点是"整体观念"和"辨证论治"。"整体观念"就是强调观察分析和研究处理问题时，需注重事物本身所存在的统一性、完整性和连续性。比如人本身是一个整体，牙痛时，除局部治疗外，还可以点按远端的合谷穴和内庭穴。"辨证论治"就是将望、闻、问、切所收集的症状和体征，在中医理论指导下做出诊断，并确定相应治疗方法的过程。比如一个人出现腰膝酸软疼痛、小便频、潮热盗汗等，可归纳为"肾虚证"，在治疗方面使用补肾的方法，问题就可以得到解决。

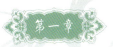

二、了解中医的基本理论

（一）阴阳学说和五行学说

阴阳是对自然界和人体内相关联的某些事物或现象及其属性对立双方的概括。一般来说，凡是运动的、向上的、上升的、温热的、明亮的、无形的、兴奋的都属于"阳"，相对静止的、内守的、下降的、寒冷的、晦暗的、有形的、抑制的都属于"阴"。例如白天属阳、夜晚属阴；男属阳、女属阴。但阴阳的属性不是绝对的，是可以相互转化的。阴阳平衡，人体才能健康，治病的根本在于调和阴阳，达到平衡的状态。阴阳之间还存在对立制约、交感互藏、互根互用、消长平衡的关系，此处不一一赘述。

五行，即是木、火、土、金、水五种物质的运动变化。我国古代人民在长期的生活和生产实践中，认识到木、火、土、金、水是不可缺少的最基本物质，故五行最初称作"五材"。五行的特性虽然来自木、火、土、金、水，但实际上已超越了木、火、土、金、水具体物质的本身，而作为事物属性的抽象概念来应用，因而具有更广泛的含义。具有生长、升发、条达舒畅等作用或性质的事物均归属于木；具有温热、升腾作用的事物均归属于火；具有生化、承载、受纳作用的事物均归属于上；具有清洁、肃降、收敛等作用的事物均归属于金；具有寒凉、滋润、向下运行的事物均归属于水。以五脏配属五行，则由于肝主升而归属于木，心阳主温煦而归属于火，脾主运化而归属于土，肺主降而归属于金，肾主水而归属于水。

五行之间存在相生、相克、相乘、相侮的转化规律。五行相生的次序是：木生火，火生土，土生金，金生水，水生木。五行相克的次序是：木克土，土克水，水克火，火克金，金克木。乘侮规律较为复杂，此处不做详细阐述。

（二）藏象学说

藏，是指藏于体内的内脏；象，是指表现于外的生理、病理现象。故藏象即指内脏表现于外的生理、病理现象。藏象学说是以脏腑为基础的。脏腑是内脏的总称。按照脏腑各自的生理功能特点，可分为脏、腑、奇恒之腑三类：脏，即肝、心、脾、肺、肾，合称为五脏；腑，即胆、小肠、胃、大肠、膀胱、三焦，合称为六腑；奇恒之腑，即脑、髓、骨、脉、胆、女子胞。此处只介绍五脏的功能。

1. 心

心的生理功能："心主血脉""心主神志"。心主血脉的功能与现代医学里面所说的心在循环系统的功能有所类似，即心功能正常是保证血脉正常流通的首要条件。此外，心还统管人的神志，它是五脏中的"君主之官"。

心主神志的功能意味着，如果心的功能异常，不仅会出现心慌、憋气、心痛等症状，还可见神志异常，轻则失眠、健忘、多梦，重则癫狂、昏迷。因此在按摩或针灸治疗中，患失眠、健忘、多梦者多选心经穴位治疗。

2. 肺

肺的生理功能："肺主气，司呼吸。"呼吸是指"气"的吐故纳新过程，如我们不断从自然界吸入清气，呼出浊气。同样，此功能与现代医学中肺在循环系统中的作用类似。

除此之外，中医学认为肺还有"主宣发肃降，通调水道"的功能。如果这些功能出现问题，常会见到咳嗽、胸闷、尿少、水肿等症状，因此临床上常采用按摩中府等肺经的穴位来缓解咳嗽、胸闷。

3. 脾

脾的生理功能："脾主运化"和"脾统血"。运化是指脾具有把食物转化为营养物质并把它们传输到全身各脏腑器官的生理功能。若脾不运化，气血生化无源，可出现神疲乏力、头目眩晕、腹胀、泄泻等症。脾统血是指脾有

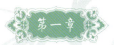

统摄、控制血液在脉中正常运行而不逸出脉外的功能。如脾气虚弱，不能控制血液在脉管中运行，则可导致便血、尿血等出血病症，也称作"脾不统血"。此时，补益脾气的药物可以起到很好的调节作用，还可配合揉足三里穴和搓擦三阴交穴来加强疗效。

4. 肝

肝的生理功能："肝主疏泄"和"肝藏血"。"肝主疏泄"是指肝具有疏通、畅达全身气机，进而促进精血津液的运行输布、脾胃之气的升降、胆汁的分泌排泄以及舒畅情志等作用。调节气机是其中最重要的一部分，如果气的运动发生异常，可以出现各种各样的症状，如抑郁症、恶心、呕吐都是气机失常的表现。"肝藏血"是指肝具有储藏血液、调节血量和防止出血的功能。若肝藏血功能减弱则可出血，如呕血、衄血，在女子则可见月经量多或崩漏。

5. 肾

肾的生理功能："藏精""主水""主纳气"。藏精是指人体生长、发育和生殖机能，都是肾脏中储藏的源于父精母血的精华主导的，所以我们称肾为"先天之本"，也因此肾的阴阳又被称作"元阴""元阳"，是一身阴阳的根本。若肾虚会致早衰、遗精、阳痿、早泄、闭经、不孕不育等，可经常搓擦关元、命门、涌泉等穴。肾主水是指肾具有调节全身水液代谢的功能。若肾气虚，可出现尿液生成排泄障碍，如小便量多或量少。肾主纳气是指肾具有摄纳肺所吸入的自然界清气，保持呼吸运动的平稳深沉，以及控制呼吸的频率，保持呼吸的深度，有利于体内外气体的充分交换，维持人体的新陈代谢。若肾不纳气，可见呼吸困难，呼多吸少，动则气喘。

此外，在中医里还有"五体"与"五官"的概念，五体指筋、脉、肉、皮、骨；五官九窍指目、舌、口、鼻、耳及前后二阴。五脏与形体官窍都有表里从属的联系，比如心在体合脉，开窍于舌；肝在体合筋，开窍于目；脾在体合肉，开窍于口；肺在体合皮，开窍于鼻；肾在体合骨，开窍于耳及前后二阴等。

（三）气血津液

气、血、津、液是构成人体和维持人体生命活动的基本物质，是机体脏腑、经络等组织器官进行生理活动的物质基础。

气是指不断运动着的具有很强活力的精微物质。气运行不息，推动和调节着人体内的新陈代谢，维系着人体的生命进程。气的运动停止，则意味着生命的终结。一身之气的生成，是脾、肾、肺等脏腑综合协调作用的结果。气主要有推动作用、温煦作用、防御作用、固摄作用和气化作用等。气虚，则易疲劳乏力，声音低微等。

血是行于脉内的红色液态样物质，具有很高的营养和滋润作用。血液必须在脉中循环运行，才能发挥它的生理效应，为脏腑、经络、形体、官窍的生理功能提供营养物质，是人体生命活动的根本保证。如果血的生成不足或持续地过度耗损，均可出现头晕眼花、面色萎黄、毛发干枯、肌肤干燥、肢体麻木等表现。

从气、血相对属性来分阴阳，则气具有推动、温煦等作用，属于阳；血为液态物质，具有濡养、滋润等作用，属于阴。二者存在着气能生血、行血、摄血和血为气之母四个方面的关系。

津液是机体一切正常水液的总称，包括各脏腑组织器官的内在体液及其正常的分泌物，如胃液、肠液和涕、泪等。津和液，同属于水液，都来源于饮食，有赖于脾和胃的运化功能而生成。一般地说，性质较清稀，流动性较大，布散于体表皮肤、肌肉和孔窍，并能渗注于血脉，起滋润作用的，称为津；性质较稠厚，流动性较小，灌注于骨节、脏腑、脑、髓等组织，起濡养作用的，称为液。

（四）经络

经络是人体特殊的网络联系系统，是人体结构的重要组成部分。具有运行全身气血、联络脏腑肢节、沟通上下内外、调节体内各部分功能活动的重要作用。经络是经脉和络脉的总称，经有路径的意思；络有网络的意思。经脉是经络系统的主干，多循行于人体深部，有一定的循行路径；络脉是经脉小的分支，多循行于人体较浅的部位。经络系统通过有规律的循行和错综复杂的联络交会，把人体的五脏六腑、四肢百骸、五官九窍、皮肉筋脉等组织器官联结成一个统一的有机整体，从而保证人体生命活动的正常进行。

所谓经气即经络之气，概指经络运行之气及其功能活动。经气活动的主要特点是循环流注、如环无端、昼夜不休。人体通过经气的运行，以调节全身各部的机能活动，从而使整个机体保持协调和相对平衡。因为经络既深入人体内脏，又浅出体表，因此按摩手法虽然是在身体表面操作，却可通过经络调理身体每个器官。

1. 经络的组成

经络系统由十二经脉、奇经八脉、十二经别、十二经筋、十二皮部、十五络脉及许多孙络、浮络等组成。以下重点介绍与中医按摩关系最为密切的十二经脉（表 1-1）。

表 1-1　经络系统的组成

	意义	作用	特点
十二经脉	十二脏腑所属的经脉，又称正经	运行气血的主要干道	分手三阴、手三阳、足三阴、足三阳四组，与脏腑连属，有表里相配，其循环自肺经开始至肝经止，周而复始循环不息，各经均有专属的腧穴
奇经八脉	不直接连属脏腑，无表里相配，故称奇经	加强经脉之间的联系，以调节十二经气血	任督两脉随十二经组成循环的通路，并有专属的腧穴，其他六脉不随十二经循环，腧穴都依附于十二经脉

（1）十二经脉：十二经脉即手三阴（肺、心包、心），手三阳（大肠、三焦、小肠），足三阳（胃、胆、膀胱），足三阴（脾、肝、肾）经的总称。由于它们隶属于十二脏腑，为经络系统的主体，故又称为正经。十二经脉的命名是

结合脏腑、阴阳、手足三个方面而定的。阳分少阳、阳明、太阳；阴分少阴、厥阴、太阴。根据脏属阴、腑属阳、内侧为阴、外侧为阳的原则，把各经所属脏腑结合循行于四肢的部位，定出各经的名称（表1-2）。即属脏而循行于肢体内侧的为阴经，否则为阳经。十二经脉的作用主要是联络脏腑、肢体和运行气血，濡养全身。

表1-2　十二经脉名称及循行部位

	阴经 （属脏）	阳经 （属腑）	循行部位 （阴经行于内侧，阳经行于外侧）	
手	太阴肺经 厥阴心包经 少阴心经	阳明大肠经 少阳三焦经 太阳小肠经	上肢	前线 中线 后线
足	太阴脾经 厥阴肝经 少阴肾经	阳明胃经 少阳胆经 太阳膀胱经	下肢	前线 中线 后线

十二经脉的循行特点是：凡属六脏（五脏加心包）的经脉称阴经，它们从六脏发出后，多循行于四肢内侧及胸腹部，上肢内侧者为手三阴经，下肢内侧者为足三阴经。凡属六腑的经脉标为阳经，它们从六腑发出后，多循行于四肢外侧面及头面、躯干部，上肢外侧者为手三阳经，下肢外侧者为足三阳经。十二经脉的头身四肢的分布规律是：手足三阳经为阳明在前，少阳在中（侧），太阳在后；手足三阴经为太阴在前，厥阴在中，少阴在后。

十二经脉的走向规律为"手之三阴从胸走手，手之三阳从手走头，足之三阳从头走足，足之三阴从足走腹"。

十二经脉通过支脉和络脉的沟通衔接，形成六组"络属"关系。即在阴阳经之间形成六组"表里"关系。阴经属脏络腑，阳经属腑络脏（表1-3）。

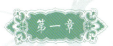

表1-3 十二经表里关系

表（阳）	手阳明大肠经	手少阳三焦经	手太阳小肠经	足阳明胃经	足少阳胆经	足太阳膀胱经
里（阴）	手太阴肺经	手厥阴心包经	手少阴心经	足太阴脾经	足厥阴肝经	足少阴肾经

十二经脉的流注次序为：起于肺经→大肠经→胃经→脾经→心经→小肠经→膀胱经→肾经→心包经→三焦经→胆经→肝经，最后又回到肺经。周而复始，环流不息。

（2）奇经八脉：奇经八脉是任、督、冲、带、阴维、阳维、阴跷、阳跷脉的总称。它们与十二正经不同，既不直属脏腑，又无表里配合，故称奇经。其生理功能，主要是对十二经脉的气血运行起溢蓄、调节作用。这里主要介绍按摩中常用到的任、督二脉。

任脉为诸条阴经交会之脉，故称"阴脉之海"，具有调节全身阴经经气的作用。

督脉称为"阳脉之海"，诸阳经均与其交会，具有调节全身阳经经气的作用。

2. 经络的功能

（1）联系作用：人体是由五脏六腑、四肢百骸、五官九窍、皮肉脉筋骨等组成的，它们虽各有不同的生理功能，但又共同进行着有机的整体活动，使机体内外、上下保持协调统一，构成一个有机的整体。这种有机配合，相互联系，主要是依靠经络的沟通、联络作用实现的。正是因为有了这种联系，中医在治疗和养生保健时，都强调一个原则，那就是"整体观"。比如说失眠，在治疗或保健的时候，要想到心、肝、脾、肺、肾等脏腑，它们之间往往是互相联系的。肝血虚了，心血也虚；心火和肝火常常并存；肾水虚，则心火上炎，这些都能引起失眠。所以，如何把握"整体"的概念，对治疗和调理至关重要。只有熟练掌握了人体的每个组成部分，掌握了经络的循行，才能更好地实践"整体观"。

（2）感应作用：经络是人体各组成部分之间的信息传导网。当体表受到某种良性刺激时，刺激就沿着经脉传于体内有关脏腑，使该脏腑的功能发生变化，从而达到疏通气血和调整脏腑功能的目的。针灸和按摩时出现的酸、麻、胀、痛等感觉就是经络传导感应作用的表现。脏腑功能活动的变化也可通过经络反映于体表，如患慢性阑尾炎的人，在足三里穴下方常常会有一个特别的压痛点，肝病患者的后背肝俞穴周围常会有压痛、结节、条索等异常。像压痛、结节、条索、红点、脱屑等现象常常是问题症结的反映，既能提示疾病的部位，也往往是治疗的要点。

（3）濡养作用：人体各个组织器官，均需气血濡养。由脾胃化生而来的气血通过经络这些大小河流而循环贯注到全身，发挥其营养脏腑组织器官、抗御外邪保卫机体的作用。经络不通了，就好比是河流堵塞了；经络气血亏虚了，就好比是河流干枯了；经络气血过多了，就好比是洪水来了，这些不正常的情况都会影响到相应器官和组织的营养，从而影响它们的正常功能。脏腑功能失调会出现相应脏腑的疾病，头面四肢失于濡养会出现疼痛、麻木、瘫痪、肌肉萎缩等问题。

（4）调节作用：经络能运行气血和协调阴阳，使人体机能活动保持相对的平衡。当人体发生疾病时，出现气血及阴阳虚实的表现，可运用各种方法刺激经络和穴位，以激发经络的调节作用，调节脏腑功能，补虚泻实，使阴阳得以平衡。经络的这种调节作用是双向的、良性的，它总是向着阴阳平衡的方向来调节脏腑的功能。比如说，刺激足三里穴既能调理便秘，也能调理腹泻；刺激三阴交穴既能调理月经过多，也能调理闭经；刺激合谷穴既能调理汗出过多，也能调理无汗症；刺激百会穴既能调理高血压，也能调理低血压，等等。

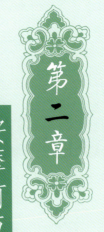

第二章

按摩前应该知道的常用穴位

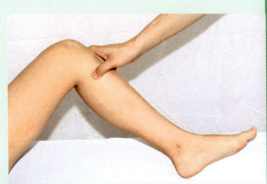

穴位也称腧穴，是人体脏腑经络气血输注出入的特殊部位。"穴"是空隙的意思；穴位是与深部组织器官有密切联系、互相输通的特殊部位，它是双向的，从内通向外，反映病痛；从外通向内，接收刺激，防治疾病。从这个意义上说，腧穴又是疾病的反应点和治疗的刺激点。

穴位可分为以下几类：

（1）十四经穴：凡是归属于十二经脉、任脉和督脉的腧穴，称为"十四经穴"。

（2）经外奇穴：不归属于十四经脉的腧穴，但是具有固定名称、位置、治疗疾病的作用等内容的腧穴称为"经外奇穴"。

（3）阿是穴：以病痛局部或与病痛有关的压痛（敏感）点作为腧穴，称为阿是穴。

（4）耳穴：分布于耳廓上的腧穴，是人体各部分的生理病理变化在耳廓上的反应点，称为耳穴。

穴位的定位一般采用以下几种方法：

（1）体表解剖标志定位法：以体表解剖学的各种体表标志为依据来确定腧穴位置的方法，分为固定标志和活动标志。

固定标志是指各部位由骨骼和肌肉所形成的凸起和凹陷，如五官轮廓、头发边际、指甲、肚脐、肩胛骨下角等。如寻找睛明穴，就要先找到内眼角，然后在其稍上方取穴。

活动标志是指各部位的关节、肌肉、肌腱、皮肤随着活动而出现的空隙、凹陷、皱纹、尖端等。如曲池穴的定位，肘横纹只有在屈肘时才能充分显现。

（2）骨度折量定位法：是指以体表骨节为主要标志，设定尺寸，用以确定腧穴位置的方法。如从肘横纹到腕横纹是12寸，在按摩内关穴时就要用到

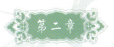

这个知识。

（3）指寸定位法：是指以患者本人手指的某些部位折做一定分寸用以比量腧穴位置的方法，又称"同身寸"（图2-1）。

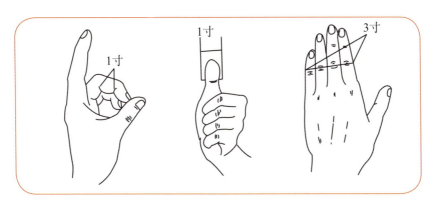

图2-1　手指同身寸示意图

中指同身寸：患者中指屈曲，中指中节上下两头横纹之间的距离为1寸。

拇指同身寸：患者伸直拇指，拇指指骨关节横纹两端之间的距离为1寸。

横指同身寸法：又称"一夫法"。患者第2~5指并拢，以中指中节横纹处为标准，四指的宽度为一夫，折为3寸。

下面详细介绍按摩时常用的穴位。

一、手太阴肺经穴

中府

位置　在胸前壁的外上方，平第一肋间隙，距前正中线6寸。正坐位或仰卧位取穴（图2-2）。

功效主治 咳嗽，气喘，肩背痛，胸痛，咽喉痛。

常用手法 点法，揉法，按法。

云门

位置 在胸壁前外上方，锁骨下窝凹陷处，距前正中线6寸，肩胛骨喙突上方。正坐位或仰卧位取穴（图2-2）。

功效主治 咳嗽，气喘，胸痛，胸中烦热；肩背痛；支气管炎，支气管哮喘，肋间神经痛，肩关节及其周围软组织疾患。

常用手法 点法，揉法。

列缺

位置 在前臂桡侧缘，当双手虎口交叉，食指尖所至凹陷处。屈肘，侧腕掌心相对取穴（图2-2）。

功效主治 咳嗽，手心热，咽喉干，肿痛，颈椎病，腕关节痛。

常用手法 点法，揉法，按法。

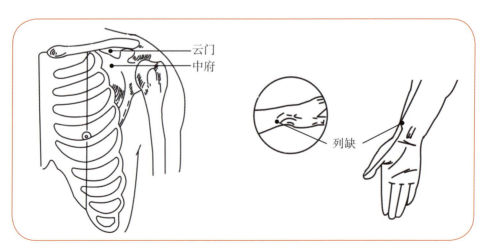

云门
中府
列缺

图2-2 手太阴肺经穴

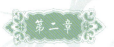

二、手阳明大肠经穴

合谷

位置 在手背部，第二掌骨外侧中点处，自然半握拳取穴（图2-3）。

功效主治 头痛，牙痛，便秘，咳嗽，面瘫，月经不调，手指痛。

常用手法 点法，揉法，按法。

阳溪

位置 当大拇指向上跷起时，第一掌骨后的凹陷处（图2-3）。

功效主治 手臂、腕关节痛，咽喉痛，牙痛。

常用手法 点法，揉法，按法。

手三里

位置 在前臂背面桡侧，肘横纹下2寸（图2-3）。

功效主治 感冒，肘关节痛，咽喉肿痛，肠胃不适，痤疮。

常用手法 点法，揉法，按法，拨法。

曲池

位置 肘横纹外侧端终点处，屈肘取穴（图2-3）。

功效主治 感冒，便秘，肘关节痛，咽喉肿痛，高血压，肠胃不适，痤疮。

常用手法 点法，揉法，按法，拨法。

肩髃

位置 在肩部，当上臂外展或向前平伸时，肩峰前下方凹陷处（图2-3）。

功效主治 肩周炎，上肢瘫痪，半身不遂。

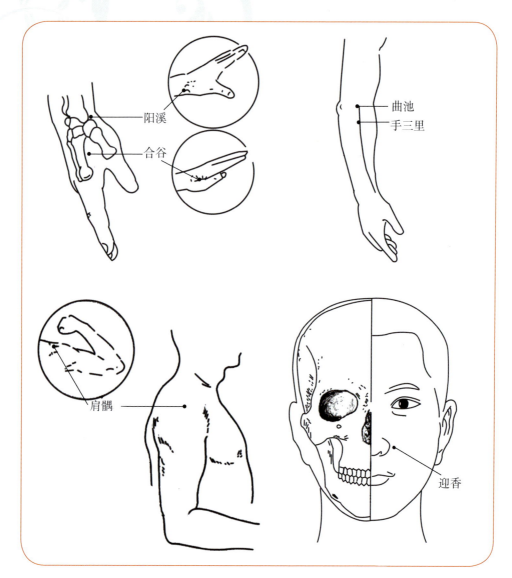

图2-3　手阳明大肠经穴

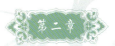

常用手法 点法，揉法，按法，拨法。

迎香

位置 在鼻唇沟中，鼻翼外缘中点旁，仰卧位或正坐位取穴（图2-3）。

功效主治 鼻炎，鼻塞，面瘫，面部瘙痒。

常用手法 点法，揉法，按法。

三、足阳明胃经穴

四白

位置 在面部，瞳孔直下的眶下孔凹陷处。正坐位或仰卧位取穴（图2-4）。

功效主治 面瘫，眼睑痉挛，迎风流泪，眼干痒痛，近视。

常用手法 点法，按法，揉法。

颊车

位置 在面颊部，咀嚼时面部隆起处。正坐位或仰卧位取穴（图2-4）。

功效主治 牙痛，面部肿胀，三叉神经痛，面瘫。

常用手法 点法，按法，揉法。

头维

位置 在头侧部，头正中线旁开4.5寸，入发际0.5寸。正坐位或仰卧位取穴（图2-4）。

功效主治 头痛，眼睑跳动。

常用手法 点法，按法，揉法。

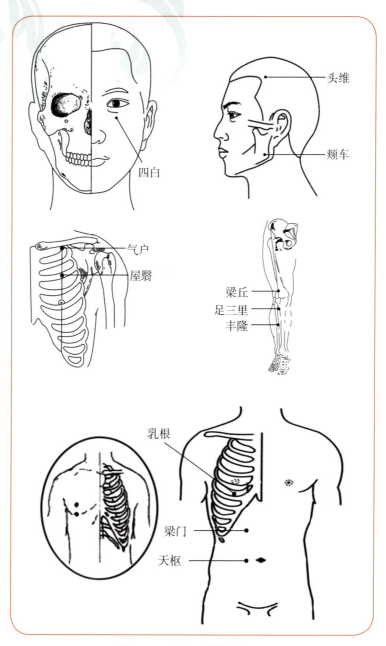

图2-4　足阳明胃经穴

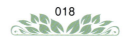

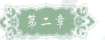

气户

位置 在胸部,当锁骨中点下缘,距前正中线4寸。仰卧位取穴(图2-4)。

功效主治 咳嗽,气喘,胸胁痛。

常用手法 点法,按法,揉法。

屋翳

位置 在胸部,当第二肋间隙,距前正中线4寸。仰卧位取穴(图2-4)。

功效主治 咳嗽,气喘,胸胁痛。

常用手法 点法,按法,揉法。

乳根

位置 在胸部,当乳头直下乳房根部,距前正中线4寸。仰卧位取穴(图2-4)。

功效主治 咳嗽,胸闷胸痛,乳房痛,乳汁少。

常用手法 点法,按法,揉法。

梁门

位置 在上腹部,脐上4寸,距前正中线2寸。仰卧位取穴(图2-4)。

功效主治 呕吐,便秘,腹胀,腹痛,腹泻,消化不良。

常用手法 点法,按法,揉法,拿法。

天枢

位置 在腹中部,脐旁2寸。仰卧位取穴(图2-4)。

功效主治 呕吐,便秘,腹胀,腹痛,腹泻,消化不良。

常用手法 点法,按法,揉法,拿法。

梁丘

位置 在大腿前面,髌底外侧端上2寸。仰卧位或正坐屈膝取穴(图2-4)。

功效主治 膝关节肿痛,下肢活动不利,消化不良,腹胀。

常用手法 点法,按法,揉法,拨法,拿法。

足三里

位置 在小腿前外侧,髌骨下缘的下方3寸,胫骨前缘旁开一横指。仰卧位或正坐屈膝取穴（图2-4）。

功效主治 消化不良,便秘,疲劳,头晕,腹胀,膝关节痛。

常用手法 点法,按法,揉法。

丰隆

位置 在小腿前外侧中点处,距胫骨前缘二横指（图2-4）。

功效主治 咳嗽,哮喘,便秘,痰多,下肢痛,

常用手法 点法,按法,揉法。

四、足太阴脾经穴

公孙

位置 在足内侧缘,在第一跖骨基底的前下方。仰卧位或正坐平放足底取穴（图2-5）。

功效主治 腹胀腹痛,消化不良,呕吐,嗜睡,失眠,足痛。

常用手法 点法,揉法,按法,拨法。

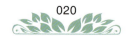

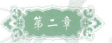

三阴交

位置 在小腿内侧，在足内踝尖上3寸，胫骨内侧缘后方。正坐位或仰卧位取穴（图2-5）。

功效主治 月经不调，痛经，失眠，高血压，消化不良，腹泻。

常用手法 点法，揉法，按法，拨法。

阴陵泉

位置 在小腿内侧，在胫骨内侧髁后下方凹陷处。正坐位或仰卧位取穴（图2-5）。

功效主治 膝关节痛，腹胀腹泻，疲乏，下肢酸胀不适。

常用手法 点法，揉法，按法，拨法。

血海

位置 在大腿内侧，在髌底内侧端上2寸。仰卧位或正坐位屈膝取穴（图2-5）。

功效主治 月经不调，痛经，皮肤瘙痒，湿疹，膝关节痛，下肢内侧痛。

常用手法 点法，揉法，按法，拨法。

腹结

位置 在下腹部，脐下1.3寸，前正中线旁开4寸。仰卧位取穴（图2-5）。

功效主治 腹胀，腹痛，腹泻。

常用手法 点法，揉法，按法，拨法。

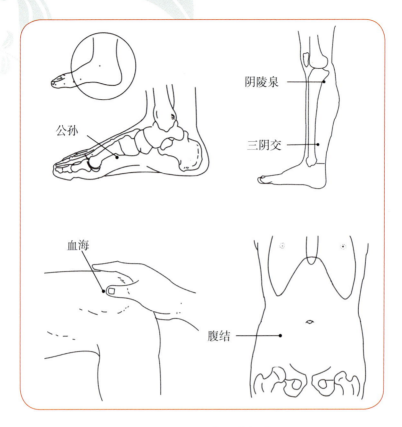

图2-5　足太阴脾经穴

五、手少阴心经穴

神门

位置　腕横纹内侧凹陷处，伸臂仰掌取穴（图2-6）。

功效主治　失眠，健忘，手心热，心烦，心慌，神经衰弱。

常用手法　点法，揉法，按法。

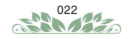

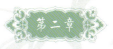

少海

位置　在肘横纹内侧端与肱骨内侧髁连线的中点处，正坐屈肘取穴（图2-6）。

功效主治　肘关节痛，上肢麻木，心痛。

常用手法　点法，揉法，按法。

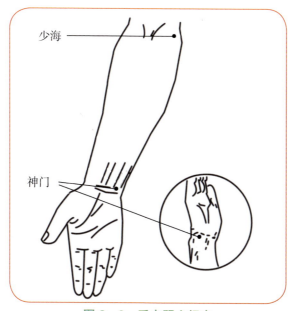

图2-6　手少阴心经穴

六、手太阳小肠经穴

少泽

位置　在手小指末节尺侧，距指甲角0.1寸（指寸）（图2-7）。

功效主治　头痛，颈椎病，手指痛，耳聋，咽喉肿痛。

常用手法 点法，揉法，按法。

后溪

位置 手掌尺侧，在小手指近侧后的凹陷中。自然半握拳取穴（图 2-7）。

功效主治 落枕，颈椎病，手指痛，耳聋，腰扭伤。

常用手法 点法，揉法，按法。

肩贞

位置 肩关节后下方，当臂内收时，腋后横纹上 1 寸。坐位自然垂臂取穴（图 2-7）。

功效主治 肩痛，上肢麻木疼痛，上肢瘫痪，乳汁少。

常用手法 点法，揉法，按法，拨法。

天宗

位置 肩胛骨下窝中央凹陷处。坐位自然垂臂取穴（图 2-7）。

功效主治 肩痛，乳汁少。

常用手法 点法，揉法，按法，拨法。

肩外俞

位置 在背部，在第一胸椎棘突下旁开 3 寸。坐位或伏俯位取穴（图 2-7）。

功效主治 颈肩背痛。

常用手法 点法，揉法，按法，拨法。

肩中俞

位置 在背部，在第七颈椎棘突下旁开 2 寸，即大椎穴旁开 2 寸。坐位或伏俯位取穴（图 2-7）。

功效主治 颈肩背痛，落枕，咳嗽。

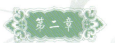

常用手法　点法，揉法，按法，拨法。

听宫

位置　在面部，张口时耳屏前的凹陷处。坐位或仰卧位取穴（图2-7）。

功效主治　耳鸣，耳聋，牙痛，下颌关节痛。

常用手法　点法，揉法，按法。

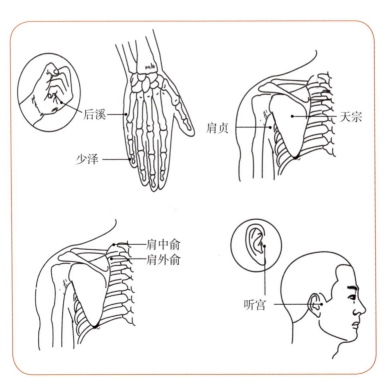

图2-7　手太阳小肠经穴

七、足太阳膀胱经穴

睛明

位置 在面部，内眼角稍上方凹陷处。正坐位或仰卧位取穴（图2-8）。

功效主治 眼睛干痒肿痛，近视，鼻塞，迎风流泪。

常用手法 点法，揉法。

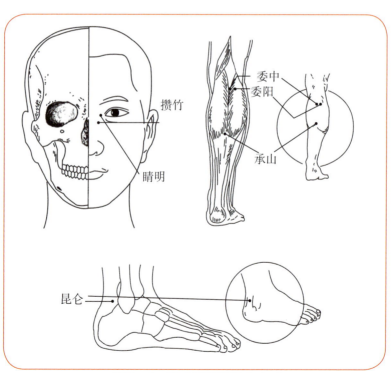

图2-8　足太阳膀胱经穴（1）

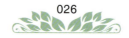

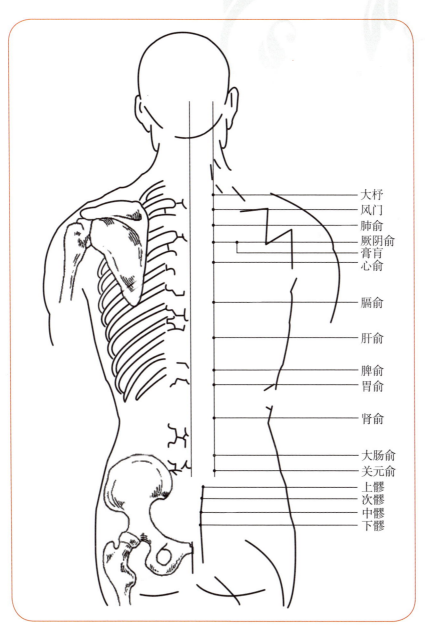

图2-9 足太阳膀胱经穴（2）

攒竹

位置 在面部，在眉头凹陷中。正坐位或仰卧位取穴（图2-8）。

功效主治 近视，迎风流泪，头痛，视物不清，眼睑痉挛，面瘫，视力减退。

常用手法 点法，揉法，按法，掐法。

大杼

位置 在背部，当第一胸椎棘突下，旁开1.5寸。正坐位或俯卧位取穴（图2-9）。

功效主治 咳嗽，鼻塞，头痛，颈肩痛。

常用手法 点法，揉法，按法，拨法。

风门

位置 在背部，当第二胸椎棘突下，旁开1.5寸。正坐位或俯卧位取穴（图2-9）。

功效主治 咳嗽，胸背痛，感冒，头痛，荨麻疹。

常用手法 点法，揉法，按法，拨法。

肺俞

位置 在背部，当第三胸椎棘突下，旁开1.5寸。正坐位或俯卧位取穴（图2-9）。

功效主治 咳嗽，哮喘，皮肤瘙痒，咽痛。

常用手法 点法，揉法，按法，拨法。

厥阴俞

位置 正坐或俯卧。在背部，当第四胸椎棘突下，旁开1.5寸（图2-9）。

功效主治 胸满，心痛，心悸，咳嗽，烦闷，胃脘痛，呕吐，神经衰弱，肋间神经痛。

常用手法 点法，揉法，按法，拨法。

心俞

位置 在背部，当第五胸椎棘突下，旁开1.5寸。正坐位或俯卧位取穴（图2-9）。

功效主治 健忘，失眠，心烦，心痛，神经衰弱。

常用手法 点法，揉法，按法，拨法。

膈俞

位置 在背部，当第七胸椎棘突下，旁开1.5寸。正坐位或俯卧位取穴（图2-9）。

功效主治 背痛，胃胀，胃痛，消化不良，呃逆，夜间出汗。

常用手法 点法，揉法，按法，拨法。

肝俞

位置 在背部，在第九胸椎棘突下，旁开1.5寸。正坐位或俯卧位取穴（图2-9）。

功效主治 神经衰弱，头晕，月经不调，背痛，肋间神经痛，慢性胃炎，眼睛干涩。

常用手法 点法，揉法，按法，拨法。

脾俞

位置 在背部，在第十一胸椎棘突下，旁开1.5寸。俯卧位取穴（图2-9）。

功效主治 腹胀，腹痛，腹泻，呕吐，疲劳乏力，双下肢酸沉。

常用手法 点法，揉法，按法，拨法。

胃俞

位置 在背部，在第十二胸椎棘突下，旁开1.5寸。俯卧位取穴（图2-9）。

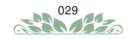

功效主治 胃痛，呃逆，呕吐，胃下垂，腹泻，便秘，腰背痛。

常用手法 点法，揉法，按法，拨法。

肾俞

位置 在背部，在第二腰椎棘突下，旁开1.5寸。俯卧位取穴（图2-9）。

功效主治 腰膝酸痛，耳鸣，耳聋，尿频，月经不调，疲劳，怕冷。

常用手法 点法，揉法，按法，拨法。

大肠俞

位置 在腰部，在第四腰椎棘突下，旁开1.5寸，俯卧位取穴（图2-9）。

功效主治 腰骶痛，坐骨神经痛，腹胀，腹痛，便秘，腹泻。

常用手法 点法，揉法，按法，拨法。

关元俞

位置 在腰部，当第五腰椎棘突下，旁开1.5寸（图2-9）。

功效主治 腰痛，腹胀，泄泻，痢疾，遗尿，消渴，膀胱炎。

常用手法 点法，揉法，按法，拨法。

上髎

位置 在骶部，在髂后上棘和后正中线之间，正对第一骶后孔处。俯卧位取穴（图2-9）。

功效主治 腰痛，月经不调，遗精，大小便不调。

常用手法 点法，揉法，按法，拨法。

次髎

位置 在骶部，在髂后上棘内下方，正对第二骶后孔处。俯卧位取穴（图2-9）。

功效主治 腰骶痛，痛经，月经不调，慢性盆腔炎。

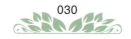

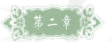

常用手法 点法，揉法，按法，拨法。

中髎

位置 在骶部，次髎下内方，正对第三骶后孔处。俯卧位取穴（图 2-9）。

功效主治 腰痛，月经不调，便秘，下肢瘫痪。

常用手法 点法，揉法，按法，拨法。

下髎

位置 在骶部，当中髎下内方，正对第四骶后孔处。俯卧位取穴（图 2-9）。

功效主治 腰骶痛，小腹痛，痛经，月经不调，便秘，腹泻，白带多。

常用手法 点法，揉法，按法，拨法。

委阳

位置 在膝关节后侧腘窝处，当腘横纹外侧端。俯卧位取穴（图 2-8）。

功效主治 腰腿痛，膝关节痛，腹胀，小便不利。

常用手法 点法，揉法，按法，拨法。

委中

位置 在膝关节后侧腘窝处，当腘横纹中点处。俯卧位取穴（图 2-8）。

功效主治 腰腿痛，膝关节痛，湿疹，排尿难，半身不遂。

常用手法 点法，揉法，按法，拨法。

膏肓

位置 在背部，当第四胸椎棘突下，旁开 3 寸。俯卧位取穴（图 2-9）。

功效主治 咳嗽，气喘，肩胛背痛，盗汗，健忘，遗精，完谷不化，四肢倦怠，支气管炎，胸膜炎，神经衰弱，各种慢性虚损性疾病等。

常用手法 点法，揉法，按法，拨法。

☁ 承山

位置　在小腿后面正中，当伸直小腿或足跟上提时，小腿后侧肌肉有凹陷处。俯卧位取穴（图 2-8）。

功效主治　腰腿痛，小腿肌肉痉挛，便秘，痔疮，下肢瘫痪。

常用手法　点法，揉法，按法，拨法，拿法。

☁ 昆仑

位置　在足部外踝后方，在外踝尖与跟腱之间的凹陷处（图 2-8）。

功效主治　踝关节痛，腰骶痛，坐骨神经痛，头痛，颈项痛。

常用手法　点法，揉法，按法，拨法。

八、足少阴肾经穴

☁ 涌泉

位置　在足底部，卷足时足前部凹陷处，约当足底二、三跖趾缝纹头端与足跟连线的前 1/3 与后 2/3 交点上。正坐位或仰卧位取穴（图 2-10）。

功效主治　足心热，头晕，失眠，高血压，下肢瘫痪。

常用手法　点法，揉法，按法，拨法。

☁ 太溪

位置　在足内侧，在内踝尖与跟腱之间的凹陷处。仰卧位或正坐平放足底取穴（图 2-10）。

功效主治　踝关节痛，足跟痛，月经不调，失眠，耳鸣，尿频，口干渴，齿痛，头晕。

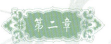

常用手法 点法，揉法，按法，拨法。

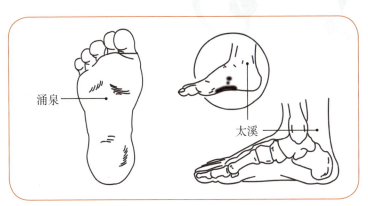

图2-10　足少阴肾经穴

九、手厥阴心包经穴

内关

位置 腕横纹上2寸，在两筋正中间，伸臂仰掌取穴（图2-11）。

功效主治 腕关节痛，肠胃不适，心慌，胸闷。

常用手法 点法，揉法，按法。

大陵

位置 在腕掌横纹的中点处，当掌长肌腱与桡侧腕屈肌腱之间（图2-11）。

功效主治 心痛，心悸，胃痛，呕吐，惊悸，癫狂，痫症，胸胁痛，腕关节疼痛。

常用手法 点法，揉法，按法。

劳宫

位置 在手掌心，当第二、三掌骨之间偏于第三掌骨，握拳屈指时中指尖处。手心向上取穴（图2-11）。

功效主治 口疮，口臭，口腔炎，鼻衄，中暑，小儿惊厥，手指麻木，心绞痛，高血压。

常用手法 点法，揉法，按法。

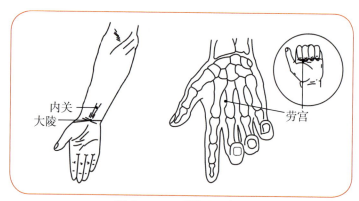

图2-11 手厥阴心包经穴

十、手少阳三焦经穴

阳池

位置 在腕背横纹中，指伸肌腱的外侧凹陷处。坐位或仰卧位俯掌取穴（图2-12）。

功效主治 腕关节痛，手臂痛，咽痛。

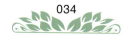

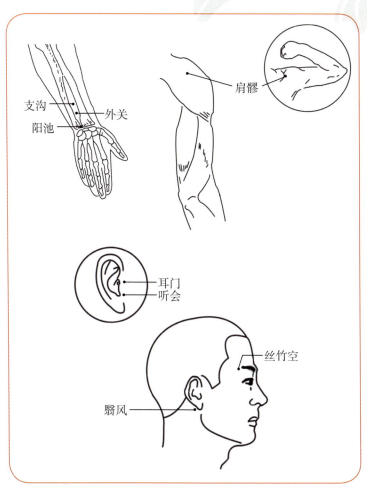

图 2-12　手少阳三焦经穴

常用手法　点法，按法，揉法，拨法。

外关

位置　在前臂两骨之间，在腕背横纹中点上 2 寸。坐位或仰卧位俯掌取穴（图 2-12）。

功效主治 腕关节痛，手指痛，偏头痛，耳鸣，感冒。

常用手法 点法，按法，揉法，拨法。

支沟

位置 在前臂两骨之间，在腕背横纹中点上3寸。坐位或仰卧位俯掌取穴（图2-12）。

功效主治 便秘，腕关节痛，肋间痛，耳鸣，耳聋。

常用手法 点法，按法，揉法，拨法。

肩髎

位置 在肩部，当上臂外展时，肩峰后下方的凹陷处。坐位或俯卧位取穴（图2-12）。

功效主治 肩痛。

常用手法 点法，按法，揉法，拨法。

翳风

位置 在耳垂后方的凹陷处，坐位或侧卧位取穴（图2-12）。

功效主治 感冒，面瘫，头痛，耳鸣，耳聋，下颌关节痛，牙痛。

常用手法 点法，按法，揉法，拨法。

耳门

位置 在面部，当耳屏上切迹的前方，下颌骨髁突后缘，张口有凹陷处（图2-12）。

功效主治 耳鸣，耳聋，聤耳，齿痛，颌肿，眩晕。

常用手法 点法，按法，揉法。

丝竹空

位置 在面部，眉毛外侧凹陷处。正坐或仰卧位取穴（图2-12）。

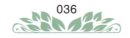

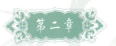

功效主治 头痛，结膜炎，眼睑跳动。

常用手法 点法，按法，揉法，掐法。

十一、足少阳胆经穴

☁ 听会

位置 在面部，当耳屏间切迹的前方、下颌骨髁突的后缘，张口有凹陷处（图 2-13）。

功效主治 耳鸣，耳聋，齿痛，口眼㖞斜，中耳炎，腮腺炎，下颌关节炎。

常用手法 点法，揉法，按法。

☁ 风池

位置 在项部，枕骨下缘，在胸锁乳突肌与斜方肌上端之间的凹陷中。正坐位、俯伏位或俯卧位取穴（图 2-13）。

功效主治 颈椎病，头晕，头痛，感冒，高血压，目赤肿痛。

常用手法 点法，揉法，按法，拨法。

☁ 肩井

位置 在肩部，在大椎穴与肩峰连线中点上。正坐位、俯卧位或俯伏位取穴（图 2-13）。

功效主治 颈肩痛，乳腺炎，中风。

常用手法 点法，揉法，按法，拨法。

☁ 京门

位置 在侧腹部，在第十二肋骨游离端下方，侧卧位取穴（图 2-13）。

> **功效主治** 腹痛，月经不调，慢性盆腔炎，带状疱疹。

> **常用手法** 点法，揉法，按法。

环跳

> **位置** 在臀部外侧，在股骨大转子最高点与骶管裂孔连线的外 1/3 与中 1/3 的交点处。侧卧位取穴（图 2-13）。

> **功效主治** 坐骨神经痛，髋关节痛，风疹，半身不遂。

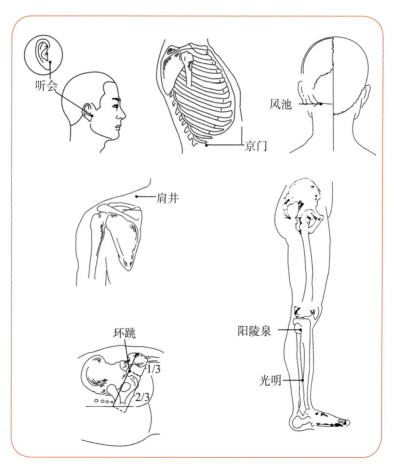

图 2-13　足少阳胆经穴

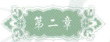

常用手法　点法，揉法，按法，拨法。

🌥 阳陵泉

位置　在小腿外侧部，在腓骨小头前下方凹陷中。仰卧位或侧卧位取穴（图2-13）。

功效主治　膝关节痛，坐骨神经痛，下肢麻木，半身不遂，胁肋痛。

常用手法　点法，揉法，按法，拨法。

🌥 光明

位置　在小腿外侧部，当外踝尖上5寸，腓骨前缘。仰卧位或侧卧位取穴（图2-13）。

功效主治　下肢麻木，疼痛，膝关节痛，眼痛。

常用手法　点法，揉法，按法，拨法。

十二、足厥阴肝经穴

🌥 行间

位置　在足背侧，在第一、二趾间，趾蹼缘的后方赤白肉际处。正坐位或仰卧位取穴（图2-14）。

功效主治　痛经，头痛，足痛，高血压。

常用手法　点法，揉法，按法。

🌥 太冲

位置　在足背侧，在第一、二跖骨结合部之前的凹陷处。正坐位或仰卧位取穴（图2-14）。

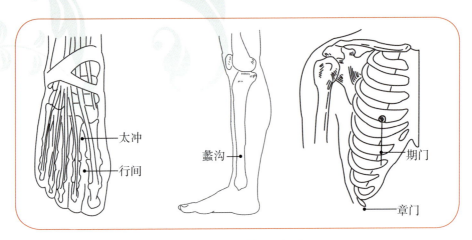

图 2-14　足厥阴肝经穴

功效主治　痛经，月经不调，失眠，头痛，目赤肿痛，足痛，高血压。

常用手法　点法，揉法，按法。

蠡沟

位置　在小腿内侧，当足内踝尖上 5 寸，胫骨内侧面的中央。正坐位或仰卧位取穴（图 2-14）。

功效主治　胫部酸痛，月经不调，赤白带下，阴挺，小便不利，睾丸肿痛，小腹满，子宫内膜炎，子宫脱垂。

常用手法　点法，揉法，按法。

章门

位置　在侧腹部，在第十一肋游离端的下方。仰卧位取穴（图 2-14）。

功效主治　胁肋痛，腹胀，腹泻，呕吐。

常用手法　点法，揉法。

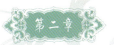

期门

位置 在胸部，在第六肋间隙，前正中线旁开 4 寸。仰卧位取穴（图 2-14）。

功效主治 胸胁痛，呕吐，呃逆，腹泻，食欲差。

常用手法 点法，揉法。

十三、任脉穴

中极

位置 在下腹部，前正中线上，当脐中下 4 寸。仰卧位取穴（图 2-15）。

功效主治 白带多，阳痿，痛经，子宫脱垂，水肿，肾炎，膀胱炎，盆腔炎，产后子宫神经痛。

常用手法 点法，揉法，按法。

关元

位置 位于下腹部，前正中线上，当脐中下 3 寸。仰卧位取穴（图 2-15）。

功效主治 腹痛，痛经，怕冷，尿频，腹泻，疲劳，乏力。

常用手法 点法，揉法，按法。

气海

位置 位于下腹部，前正中线上，当脐中下 1.5 寸。仰卧位取穴（图 2-15）。

功效主治 腹痛，便秘，腹泻，遗尿，月经不调，痛经，疲劳，遗精。

常用手法 摩法，点法，揉法，按法。

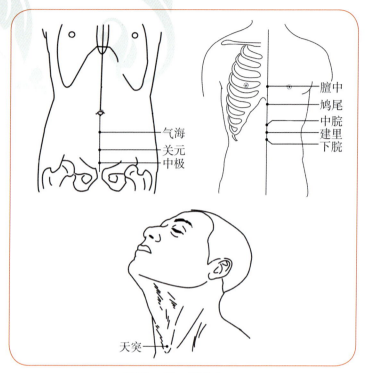

图 2-15　任脉穴

下脘

位置　在上腹部，前正中线上，当脐中上 2 寸。仰卧位取穴（图 2-15）。

功效主治　消化不良，呕吐，肥胖，腹泻，胃胀，疲劳。

常用手法　摩法，点法，揉法，按法。

建里

位置　在上腹部，前正中线上，当脐中上 3 寸。仰卧位取穴（图 2-15）。

功效主治　胃痛胃胀，腹痛腹胀，食欲差，消化不良。

常用手法　摩法，点法，揉法，按法。

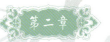

中脘

位置 在上腹部，前正中线上，当脐中上 4 寸。仰卧位取穴（图 2-15）。

功效主治 胃胀，胃痛，腹痛，肥胖，消化不良，腹泻，便秘，失眠，呃逆。

常用手法 摩法，点法，揉法，按法。

鸠尾

位置 在上腹部，前正中线上，在胸剑结合部下 1 寸。仰卧位取穴（图 2-15）。

功效主治 胸闷咳嗽，心烦，呕吐，呃逆。

常用手法 点法，揉法，按法。

膻中

位置 在胸部，前正中线上，两乳头连线的中点。仰卧位取穴（图 2-15）。

功效主治 胸闷，心慌，气短，心烦，咳嗽，哮喘，产妇乳少。

常用手法 点法，揉法，按法。

天突

位置 在颈部，前正中线上，在胸骨上窝中央。仰靠坐位取穴（图 2-15）。

功效主治 咳嗽，哮喘，咽喉痛。

常用手法 点法，揉法。

十四、督脉穴

命门

位置 在腰部，后正中线上，第二腰椎棘突下凹陷中。正坐直腰，以两手中指按住脐心，左右平行移向背后，两指会合之处为命门穴，此穴正对脐中。俯卧位取穴（图2-16）。

功效主治 腰痛，腰酸，腰部怕冷，月经不调，便秘，盆腔炎，阳痿，腹泻，尿频，胃下垂。

常用手法 按法，点法，揉法。

大椎

位置 在后正中线上，坐位时将头朝前低下，此时颈椎骨隆起最高处下面的凹陷处。俯伏坐位取穴（图2-16）。

功效主治 感冒，咳嗽，颈椎病，落枕，荨麻疹。

常用手法 按法，点法，揉法。

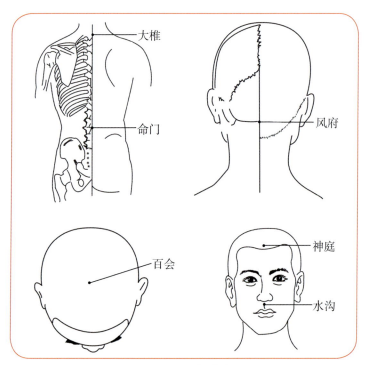

图2-16 督脉穴

风府

位置 在项部，当后发际正中直上1寸，枕外隆凸直下，两侧斜方肌之间凹陷中。正坐位取穴（图2-16）。

功效主治 咽喉肿痛，失音，头痛，眩晕，颈项强急，神经性头痛，颈项部神经、肌肉疼痛，感冒。

常用手法 点法，按法，揉法。

百会

位置 在头部，当前发际正中直上5寸，或两耳尖连线的中点处。正坐位取穴（图2-16）。

功效主治 头晕，健忘，头痛，失眠，高血压，疲劳。

常用手法 点法，揉法。

神庭

位置 在头部，当前发际正中直上0.5寸。正坐位取穴（图2-16）。

功效主治 痫症，惊悸，失眠，头痛，鼻渊，流泪，结膜炎，鼻炎。

常用手法 点法，揉法，按法。

水沟（又称人中）

位置 在面部，当人中沟的上1/3与中1/3交点处。仰靠坐位取穴（图2-16）。

功效主治 中风，鼻塞，面瘫，晕车，晕船，昏迷。

常用手法 点法，揉法，掐法。

十五、经外奇穴

印堂

位置 在额部，在两眉头中间。正坐仰靠位或仰卧位取穴（图2-17）。

功效主治 头晕，头痛，鼻炎，面部痤疮，失眠。

常用手法 点法，揉法，按法，摩法。

太阳

位置 在颞部，在眉梢与外眼角之间向后一横指的凹陷处。正坐位或侧伏位取穴（图2-17）。

功效主治 头痛，目赤肿痛，眼睛干涩，牙痛，面瘫。

常用手法 点法，按法，揉法。

夹脊

位置 在背腰部，在第一胸椎至第五腰椎棘突下两侧，后正中线旁开0.5寸，每侧17个穴位。俯伏位或伏卧位取穴（图2-17）。

功效主治 上胸部穴位治疗心肺上肢疾病，下胸部穴位治疗胃肠疾病，腰部穴位治疗腰腹及下肢疾病。

常用手法 点法，按法，揉法，拨法。

颈百劳

位置 在颈部，在大椎直上2寸，后正中线旁开1寸（图2-17）。

功效主治 颈椎病，咳嗽，哮喘，夜间出汗。

常用手法 点法，按法，揉法。

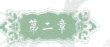

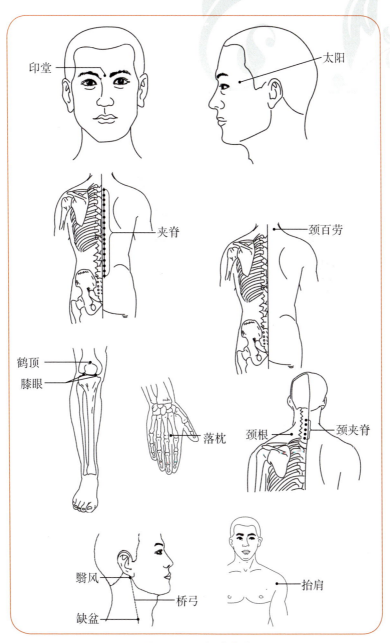

图 2-17 经外奇穴

膝眼

位置 在膝关节髌韧带两侧，内侧的称内膝眼，外侧的称外膝眼。屈膝取穴（图2-17）。

功效主治 膝关节痛，腿痛。

常用手法 点法，按法，揉法，拨法。

鹤顶

位置 在膝关节上部，在髌底的中点上方凹陷处。屈膝取穴（图2-17）。

功效主治 膝关节痛，下肢无力。

常用手法 点法，揉法。

落枕

位置 在手背，当第二、第三掌骨之间，掌指关节后约0.5寸处（图2-17）。

功效主治 落枕，手臂痛，胃痛。

常用手法 点法，掐法。

颈根

位置 位于颈肩移行处，当斜方肌前缘，平第七颈椎棘突（图2-17）。

功效主治 头痛，头晕，颈肩疼痛等。

常用手法 按法，点法，揉法，拨法。

桥弓

位置 桥弓穴是指翳风至缺盆的连线（图2-17）。

功效主治 降血压。

常用手法 推法。

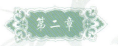

颈夹脊

位置 在第三颈椎至第七颈椎棘突下，后正中线旁开0.5寸，每侧5个穴位（图2-17）。

功效主治 颈肩疼痛，颈部活动不利等。

常用手法 点法，揉法，拨法。

抬肩

位置 位于肩部，肩峰前下1.5寸（图2-17）。

功效主治 肩痛，举臂困难，上肢瘫痪。

常用手法 点法，揉法，拨法。

十六、儿科常用穴

大肠

位置 在食指桡侧缘，自指尖至虎口成一直线（图2-18）。

功效主治 腹泻，痢疾，便秘，脱肛。

常用手法 沿食指桡侧自指尖向虎口直推为补，称补大肠；沿食指桡侧自虎口直推向指尖为清大肠。两者统称推大肠。

七节骨

位置 自第四腰椎至尾骨上端成一直线（图2-18）。

功效主治 泄泻，便秘，脱肛，遗尿。

常用手法 用拇指桡侧面自下而上直推称推上七节骨；用食、中二指指面自上而下做直推，称推下七节骨。

脾经

位置 位于拇指罗纹面（图2-18）。

功效主治 腹泻，痢疾，便秘，食欲不振，黄疸。

常用手法 将患儿拇指屈曲，循拇指桡侧缘由指尖向指根方向直推为补（亦可旋推拇指末节罗纹面），称补脾经。将患儿拇指伸直，自指根推向指尖，称清脾经。若来回直推为平补平泻，称清补脾经。

四横纹

位置 位于掌面，食指、中指、无名指、小指第一指间关节横纹处（图2-18）。

功效主治 疳积，腹胀，腹痛，消化不良，惊风，喘证。

常用手法 用拇指甲掐揉，称掐四横纹；四指并拢，从食指横纹处推向小指横纹处，称推四横纹。

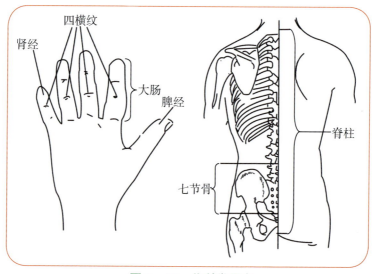

图2-18　儿科常用穴

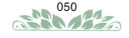

肾经

位置　在小指末节螺纹面（图2-18）。

功效主治　先天不足，久病体虚，五更泄泻，遗尿，虚喘，小便淋漓刺痛等。

常用手法　旋推或用推法自小指指根推向指尖，称补肾经，反之为清肾经。

脊柱

位置　大椎至长强成一直线（图2-18）。

功效主治　发热，惊风，夜啼，疳积，腹泻，呕吐，腹痛，便秘。

常用手法　用食、中二指指面自上而下做直推，称推脊；用捏法自下而上称捏脊。

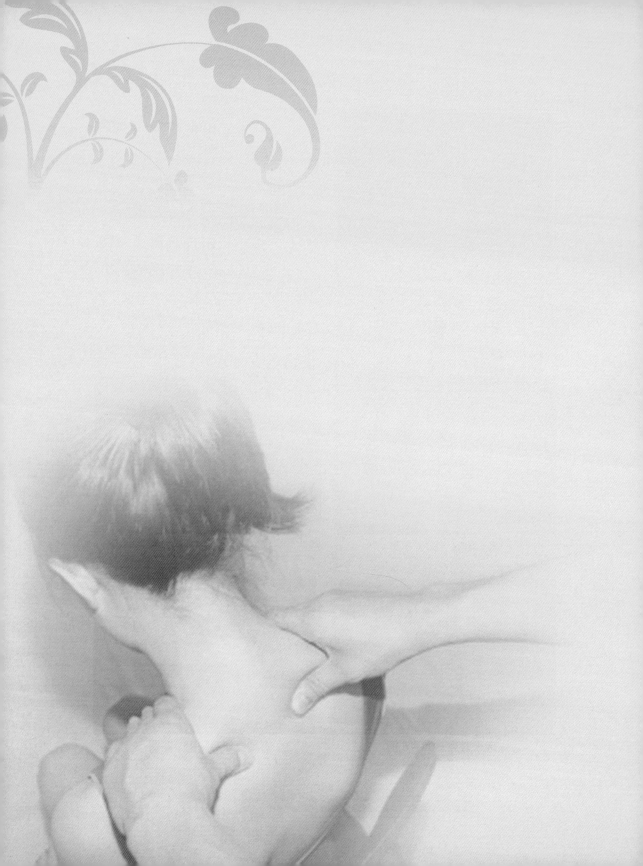

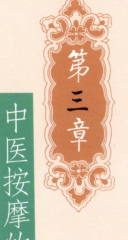

第三章

中医按摩的基本要领和适用对象

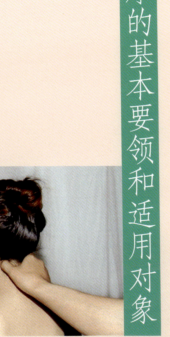

中医按摩又称中医推拿、按跷等，是指在中医理论的指导下，运用按摩手法作用于患者体表的穴位或特定部位、运动患者的肢体或引导患者按一定的步骤运动肢体以达到预防及治疗疾病的一种物理治疗方法。中医按摩具有操作方便、疗效好、无创伤、适用范围广、安全、经济等特点。

一、中医按摩的基本要领

（1）持久：手法操作运用要有足够的时间。时间的长短因伤情而异。

（2）均匀：在应用手法时必须具有一定的稳定性、节律性，达到速度和力量均衡。

（3）有力：手法操作时需根据患者病情、操作部位及体质选择一定的力度。

（4）柔和：手法在应用过程中舒适轻快、变换自如。

（5）深透：手法应用时要有一定的渗透性以达到病变部位。

二、哪些疾病适合中医按摩

中医按摩的适用范围比较广泛，以下几个方面比较适合中医按摩：

（1）大多数软组织急性损伤类疾病，如牵拉伤、落枕、腰扭伤等。

（2）多数骨关节及骨连接退行性改变类疾病，如颈椎病、腰椎间盘突出症、膝关节骨性关节炎等。

（3）肌肉劳损类疾病，如背肌筋膜炎、功能性颈腰痛等。

（4）内科诸症，如头痛、失眠、高血压、糖尿病、便秘、胃痛、中风后遗症等。

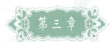

（5）妇科诸症，如月经不调、痛经、绝经期前后诸症等。

（6）儿科诸症，如小儿肌性斜颈、脑瘫、遗尿、腹泻、厌食等。

（7）保健按摩。

三、哪些情况不适合中医按摩

（1）由结核菌、化脓性致病菌所引起的运动器官病症禁用按摩。

（2）患有严重的心、肝、肺、肾脏疾患者慎用按摩。

（3）有骨质疏松、骨结核、骨肿瘤等病理性骨折因素者慎用按摩。

（4）有皮肤病损处、外伤出血处、烧烫伤处的局部禁用按摩。

（5）骨折、脱位禁用按摩。

（6）孕妇及月经期妇女的腹部、腰骶部慎用按摩手法。

（7）对急性软组织损伤24~48小时内慎用按摩。

（8）饥饿及剧烈运动后不宜马上按摩，应稍事休息后再进行。

（9）酗酒、精神失常等与医生不能合作者。

四、按摩时的注意事项

（1）首先要详细了解病史、病情，全面检查，明确诊断，排除按摩禁忌证。

（2）按摩动作柔和，注意同患者交流，不可使用暴力。

（3）禁止留长指甲，佩戴戒指、项链等首饰及物品，避免造成意外损伤。

（4）按摩前要注意手部温度不可过低，避免寒凉刺激患者。

（5）注意环境及个人整洁卫生。

（6）尊重个人风俗习惯并保护个人隐私。

（7）对于按摩后可能出现的结果须事先向患者交代清楚。

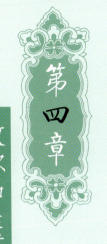

第四章

教你中医按摩的21种常用手法

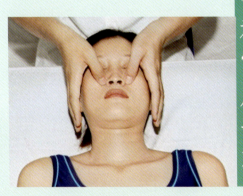

一、一指禅推法

用拇指指端、罗纹面或偏峰着力于一定的受术部位，沉肩、垂肘、悬腕，通过腕部的摆动和拇指关节的屈伸活动，使产生的力持续地作用于经络穴位上。

要领

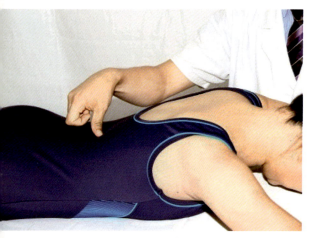

图4-1 一指禅推法

（1）沉肩、垂肘、悬腕，肘关节略低于腕关节，腕部做往返自由摆动。

（2）手握空拳，拇指端自然着力，随着腕部的摆动，拇指做缓慢移动（即紧推慢移），用力须均匀、动作要灵活，频率为每分钟120～160次。

（3）动作和缓而具有连贯性，用力由轻到重（图4-1）。

作用

舒筋活络，调和营卫，祛瘀消积，健脾和胃。

二、揉法

用手背近小指侧部分或小指、无名指、中指的掌指关节为着力点，通过前臂的旋转摆动，连同腕关节做屈伸的连续动作，使产生的力持续作用

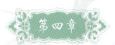

于一定治疗部位或穴位上的手法。

要领

（1）以小指掌指关节背侧点附着于受术部位，以肘部为支点，前臂做主动摆动，带动腕部伸屈和前臂旋转的复合运动，使手掌背侧近小指部分在受术部位上持续不断地来回滚动。

（2）手法频率为每分钟 120 ～ 160 次左右。

（3）滚动时掌背要紧贴体表，不能拖动、碾动或跳动。

（4）压力、频率和摆动幅度要均匀，动作要协调而有节律。

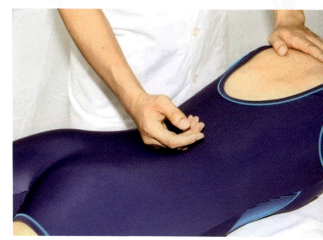

图 4-2　滚法

（5）肩臂不要过分紧张，肘关节屈曲约 120°，肘部离开身体约 15 厘米左右。

（6）各手指任其自然，不宜过度屈曲或伸直。

（7）压力平稳，动作协调，节奏均匀（图 4-2）。

作用

舒筋活络，调和营卫，祛瘀消积，健脾和胃。

三、推法

以指、掌、肘以一定的压力作用于施术部位上，进行单方向直线推动的手法。根据施术部位的不同又分为掌推法、指推法、肘推法、分推法。

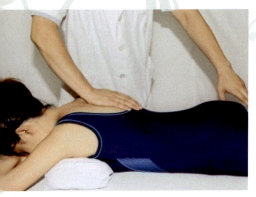

图4-3　掌推法

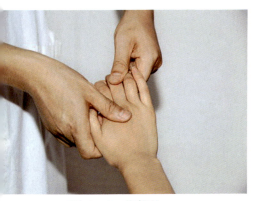

图4-4　指推法

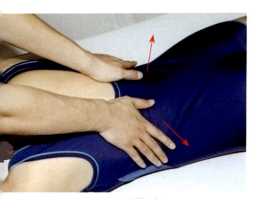

图4-5　分推法

要领

用力均匀持续，运动速度要缓慢适中，着力部位要紧贴受术部位。

常用手法

（1）掌推法：以掌根着力于施术部位，指间关节伸直，腕关节略背伸，以肩关节为支点，上臂部主动施力，通过肘、前臂、腕一线协同用力，使掌根部向前做单方向直线推动（图4-3）。

（2）指推法：以指腹着力于施术部位，指间关节伸直，腕关节略背伸，上臂部主动施力，通过肘、前臂、腕一线协同用力，使指腹向前做单方向直线推动（图4-4）。

（3）分推法：用双手自施术部位中部，分别向相反方向推开，称为分推法，又称分法。根据施术部位不同，临床又可分为拇指分推、掌分推等（图4-5）。

作用

提高肌肉兴奋性，促进血液循环，舒筋通络。

四、摩法

以手掌掌面或食指、中指、无名指指面吸附于一定部位或穴位上，以腕关节连同前臂做环

形的有节律的抚摩的手法。分为掌摩法、指摩法。

要领

（1）沉肩、垂肘、肘关节微屈或屈曲。

（2）掌摩时，腕关节放松，手掌自然伸直，附着于一定的部位或穴位上。

（3）指摩时，腕部微悬屈，掌指关节微屈，以食指、中指、无名指、小指指面附着于一定部位或穴位上。

（4）前臂发力，连同腕部做盘旋运动，带动掌指着力部分做环形的抚摩动作，不带动皮下组织。

（5）用力平稳、均匀，动作要协调和缓，用力自然，以轻柔为主。

（6）摩动的频率一般为每分钟60～120次。

常用手法

（1）指摩法：以食指、中指、无名指指面吸附于一定部位或穴位上所做的摩法，常用于胸腔、头面部（图4-6）。

（2）掌摩法：以手掌面吸附于一定部位或穴位上所做的摩法，常用于腹部、腰背部、四肢部（图4-7）。

作用

理气止痛，消积导滞，健脾和胃，活血祛瘀。

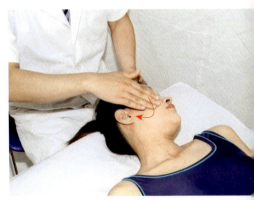

图4-6 指摩法

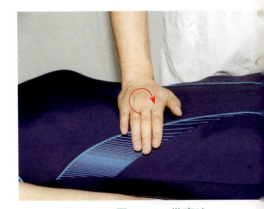

图4-7 掌摩法

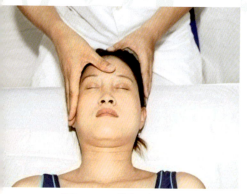

图4-8　指揉法

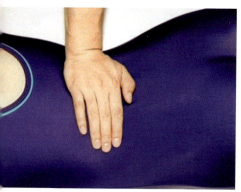

图4-9　掌揉法

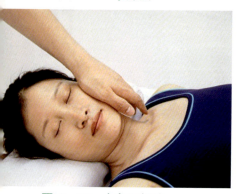

图4-10　大鱼际揉法

五、揉法

　　用手掌大鱼际、掌根或手指掌面部分着力，吸定于一定穴位或部位，做轻柔和缓的回旋揉动的手法。

🌀 要领

　　（1）沉肩、垂肘，上肢放松置于身体前侧，肘关节自然伸直或微屈。

　　（2）腕部放松，手指自然伸开勿用力。

　　（3）前臂发力，以腕关节连同前臂一起，带动吸定部位的组织一起做回旋运动。

　　（4）着力部位要吸定。

🌀 常用手法

　　（1）指揉法：以手指指端或指腹为着力点施揉法，多用于头面、胸腹、颈项及关节凹陷和全身穴位（图4-8）。

　　（2）掌揉法：以全掌或掌根为着力点施揉法，多用于背部、腹部、臀部、四肢部（图4-9）。

　　（3）大鱼际揉法：以大鱼际为着力部，多用于头面、胸腹部（图4-10）。

🌀 作用

　　宽胸理气，消积导滞，活血祛瘀，舒筋活络，

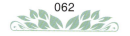

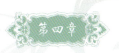

温通气血，缓解肌肉痉挛。

六、搓法

以双手掌面夹住一定部位，相对用力做快速前后交替运动，并同时做上下往返移动的手法。

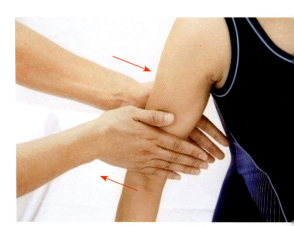

图4-11　搓法

要领

（1）前后运动要快，上下运动要慢。

（2）要有足够的压力。

（3）方向垂直于肌纤维走行。

（4）往返均要用力。

（5）受术部位的肌肉须放松（图4-11）。

作用

调和气血，舒筋通络，放松肌肉，疏肝理气。

七、擦法

用手掌面、大鱼际或小鱼际着力于一定部位上，沿直线做往返运动的摩擦手法。

要领

（1）手法应沿直线运动。

（2）着力部分要紧贴皮肤，但不要过于用力，可使用按摩乳等介质。

（3）用力要稳，动作要均匀连续，一般频率为每分钟100～120次。

常用手法

（1）掌擦法：以全掌着力摩擦，多用于胸腹部、腰骶部、四肢（图4-12）。

（2）鱼际擦法：以大鱼际或小鱼际着力摩擦，多用于面部、肩背部及四肢部（图4-13）。

作用

温经通络，活血行气，消肿止痛，健脾和胃。

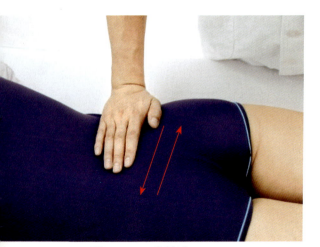

图4-12　掌擦法

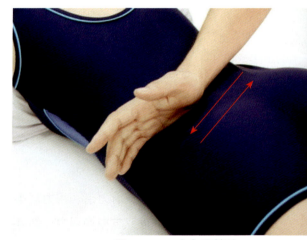

图4-13　小鱼际擦法

八、抹法

用单手或双手拇指罗纹面紧贴皮肤，做直线或弧线的推动的方法，称为抹法。

☁ 要领

（1）着力点要实中有虚，轻柔和缓。

（2）单方向用力（图4-14）。

☁ 作用

开窍镇静，扩张血管，疏通经脉。

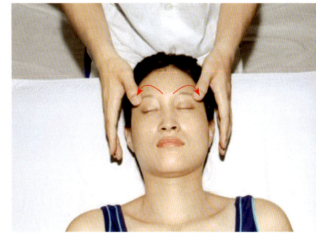

图4-14　抹法

九、扫散法

手指屈曲置于患者头部两侧，做前后方向往返的快速滑动。

☁ 要领

（1）指腹做着力点，用力轻柔和缓。

（2）往返双方向均用力（图4-15）。

☁ 作用

醒脑安神，扩张血管，疏通经脉。

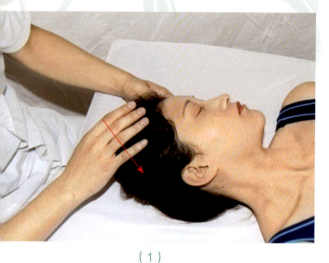

（1）

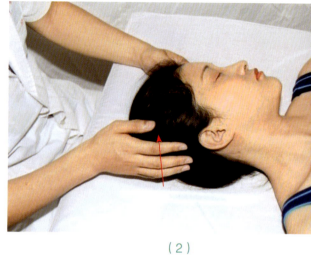

（2）

图4-15　扫散法

十、按法

　　用指或掌等部位按压一定部位或穴位，逐渐用力，按而不离施术部位，称为按法。

要领

（1）沉肩、垂肘、肘关节微屈或屈曲。

（2）用力平稳，由轻到重，逐渐加力，不可使用暴力，不可突然加压或减压。

（3）操作时着力部位要紧贴体表，不可移动。

（4）指按和掌按操作时往往要借用上身的力量。

（5）操作时往往与揉法结合，组成"按揉"复合手法。

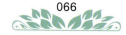

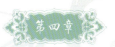

常用手法

（1）指按法：握拳，拇指伸直或屈曲，以拇指指尖或偏峰按压受术部位（图4–16）。

（2）掌按法：沉肩，肘关节微屈，以掌根按压受术部位（图4–17）。

作用

解痉散结，活络通经止痛，放松肌肉，矫正畸形。

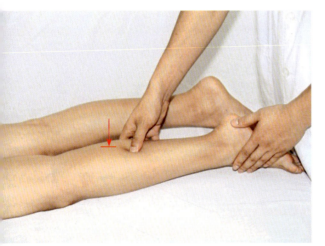

图4–16　指按法

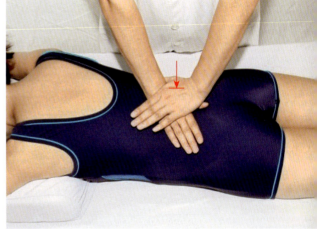

图4–17　掌按法

十一、拿法

拇指与其余四指对合呈钳形，施以夹力，以掌指关节的屈伸运动一紧一松地提拿一定的穴位或部位的手法。因受术部位不同，可与其他手法联合使用，如拿捏等。

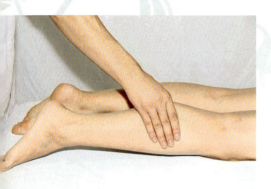

图 4-18 拿法

要领

（1）沉肩、垂肘，肘关节面屈曲，悬腕或腕关节自然掌屈或伸平。

（2）以指掌侧用力，前臂静止发力。

（3）动作和缓而具有连贯性，用力由轻到重，再由重到轻，反复操作（图4-18）。

作用

祛风散寒，开窍止痛，缓解肌腱、肌肉痉挛。

十二、拨法

以拇指罗纹面按于施治部位，以上肢带动拇指，垂直于肌腱、肌腹、条索往返用力拨动。本法用于肌腱、肌腹、腱鞘、神经干等部位。也可以两手拇指重叠进行操作。

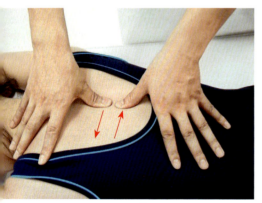

图 4-19 拨法

要领

（1）拨动时垂直于肌腱、肌腹、条索。

（2）以上肢或腕部带动着力部位，掌指关节及指间关节不动（图4-19）。

作用

缓解肌肉痉挛。

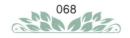

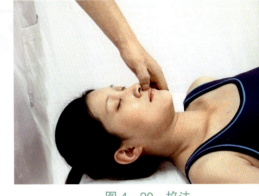

十三、掐法

用指端着力于一定部位或穴位，垂直按压的手法。

🌀 要领

（1）前臂和手部的肌肉要强力地静止性用力，使力量集中于指端。

图 4-20　掐法

（2）受术部位须准确。

（3）用力须平稳，逐渐加重，以患者局部有酸胀感为佳。

（4）用于急救时须突然用力，快速掐取，以患者清醒为度（图 4-20）。

🌀 作用

具有活血止痛，和中理气，缓解痉挛，醒脑开窍等作用。

十四、捻法

用拇指、食指罗纹面捏住一定部位，对称地用力捻动，称为捻法。亦可与揉法联合使用称为捻揉。

🌀 要领

捻动时动做灵活快速，用劲不可呆滞（图 4-21）。

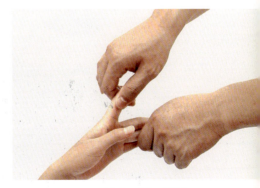

图 4-21　捻法

作用

滑利关节，消肿止痛。

十五、捏脊法

双手食指、中指屈曲，双手食指桡侧面与拇指指腹相对，或拇指指腹与食指、中指指腹相对，提捏起脊柱两侧皮肤，自尾骶向上边推边捏边放，直到大椎穴（颈后平肩的骨突部位）。

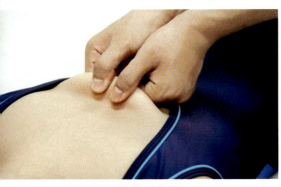

图 4-22　二指捏

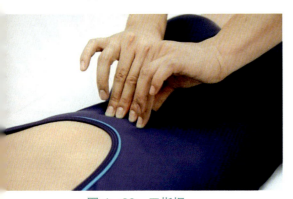

图 4-23　三指捏

要领

（1）用力适中，不可拧转。

（2）双手交替连续直线前进。

常用手法

（1）二指捏：施术者双手略尺偏，食指中节桡侧横抵于皮肤，拇指置于食指前方的皮肤处，两手指共同捏拿肌肤，边捏边交替前进（图 4-22）。

（2）三指捏：施术者双手略背伸，拇指桡侧横抵于皮肤，食指和中指指腹置于拇指前方的皮肤处。三手指共同捏拿肌肤，边捏边交替前进（图 4-23）。

作用

调节脏腑生理功能，促进消化吸收，提高人体免疫力，对失眠有一定效果。

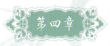

十六、振法

用手指或手掌，在人体某部或穴位上做振颤动作，称为振法。

要领

（1）前臂和手部的肌肉要强力地静止性用力，使力量集中于指端或手掌上，而使被推拿的部位发生振动。

（2）振动的频率要快，一般常用单手操作，也可双手同时操作（图4-24）。

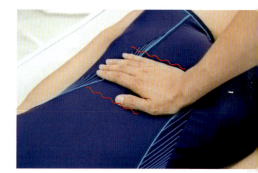

图4-24　振法

作用

具有祛瘀消积，活血止痛，和中理气，消积导滞，调节肠胃功能等作用。

十七、抖法

以手紧握住患者肢体远端，在一定的持续拉力下做快速连续不断的小幅度抖动的手法。据抖动部位不同，分为抖上肢、抖下肢等。

要领

（1）患者肢体要自然伸直，使肌肉处于最佳松弛状态。

（2）抖动时患者肢体要处于一定的牵拉力下，

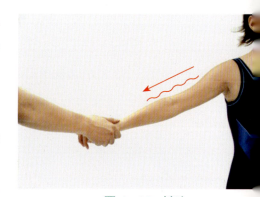

图4-25　抖法

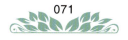

抖动幅度不宜过大，频率要快。

（3）抖动应从肢体远端传向近端（图4-25）。

作用

调和气血，舒筋通络，放松关节。

十八、叩击法

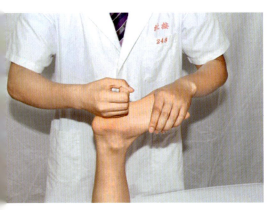

图4-26　拳击法

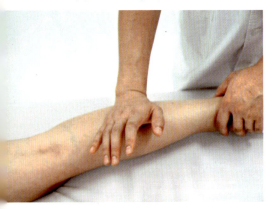

图4-27　掌根击法

以手掌、掌根、拳背、手指叩打体表一定部位或穴位的手法。

要领

（1）有力平稳而有节律，富有弹性。

（2）视操作部位选取用力大小，不宜过重。

（3）叩击部位要准确，不得偏歪或移动。

常用手法

（1）拳击法：握空拳，以小鱼际一侧为着力点，叩击受术部位的手法（图4-26）。

（2）掌根击法：以掌根为着力点，叩击受术部位的手法（图4-27）。

作用

宣通气血，通络止痛，消除肌肉疲劳，缓解痉挛等。

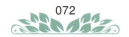

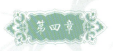

十九、摇法

　　用一手固定受术者关节近端的肢体，另一手握住关节远端的肢体，做缓和回旋转动的手法。据摇动部位不同，分为摇动腕关节、摇动膝关节等。

要领

　　（1）动作协调放松，用力须平稳。

　　（2）摇动须在正常生理功能活动范围内进行，同时结合被摇动关节活动受限情况，摇动时活动度由小逐渐加大，由慢到快，循序渐进。

常用手法

　　（1）颈项部摇法：一手托住下颌部，一手扶住头后枕部，做左右前后的环转摇动（图4-28）。

　　（2）肩部摇法：①一手扶住肩部，一手握住肘部或腕部，做肩关节的小幅度环转摇动；②一手扶住肩部，一手托住肘部，做肩关节的环转摇动（图4-29）。

　　（3）肘部摇法：一手固定肘部，一手握住腕上，做肘关节的环转摇动（图4-30）。

　　（4）腕部摇法：一手握住腕上，一手握住手指，做腕关节的环转摇动（图4-31）。

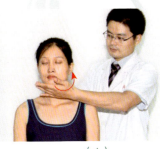

（1）

（2）

图4-28　颈部摇法

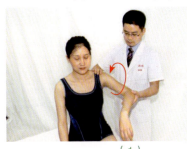

（1）

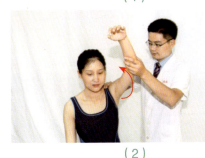

（2）

图4-29　肩部摇法

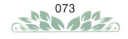

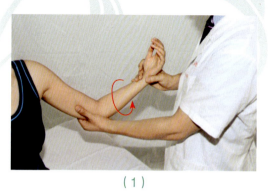
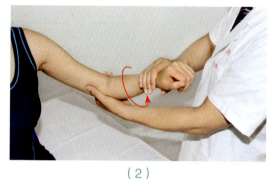

（1）　　　　　　　　　　　（2）

图4-30　肘部摇法

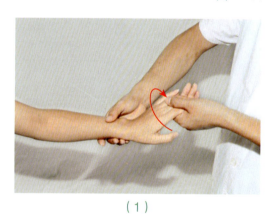
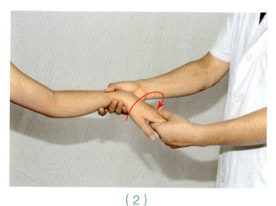

（1）　　　　　　　　　　　（2）

图4-31　腕部摇法

作用

　　滑利关节，松解粘连，增强关节活动功能。

二十、拔伸法

　　牵拉受术部位，使受术部位维持于一定的牵拉力下。

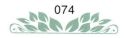

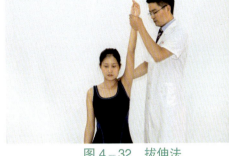

要领

（1）患者要自然放松，使肌肉处于最佳松弛状态。

（2）用力要持久、平稳、均匀，缓缓用力拔伸，由轻到重。

（3）拔伸时用力与拉伸强度要恰如其分，适可而止，切忌粗暴（图4-32）。

图4-32 拔伸法

作用

整复错缝、脱位，放松关节。

二十一、屈伸法

使患者关节沿冠状轴进行运动的手法。

要领

（1）动作协调放松，用力须平稳。

（2）屈伸须在正常生理活动范围内进行，同时结合被运动关节活动受限情况，屈伸时活动度由小逐渐加大，由慢到快，循序渐进（图4-33）。

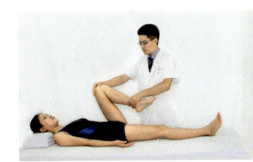

（1）

作用

增加关节活动度。

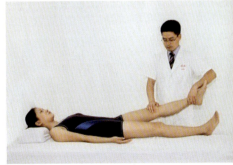

（2）

图4-33 屈伸法

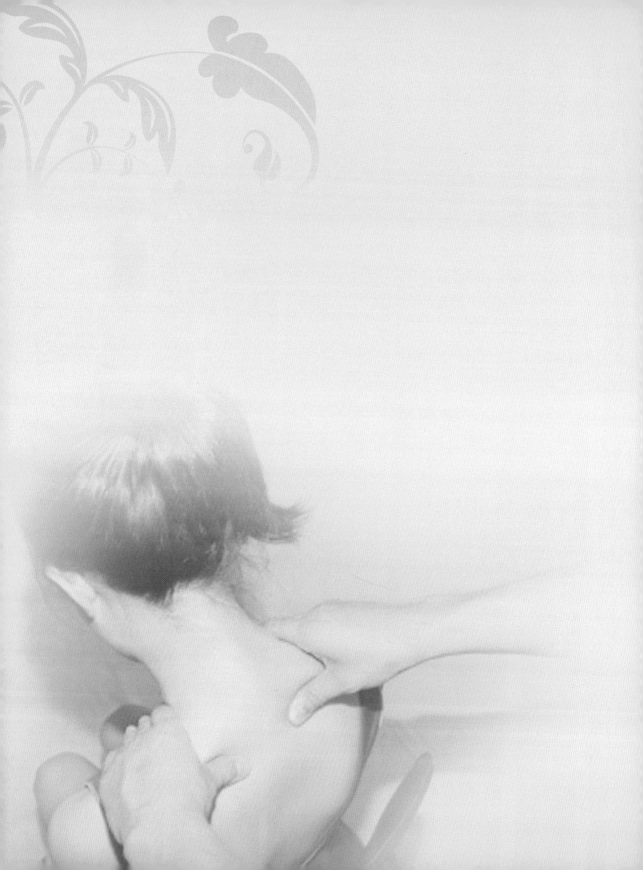

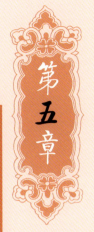

第五章

轻松搞定常见的9种软组织疾病

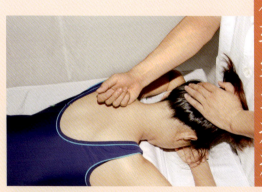

一、落枕

落枕是指晨起后突感颈部肌肉疼痛、活动受限，尤以头颈部转动时更甚。多发于青壮年，且多有受寒史。若长期、反复落枕，须及时就医。

病因

（1）肌肉扭伤，如夜间睡眠姿势不良，颈项部长时间处于过度偏转的位置，或因睡眠时枕头过高、过低或过硬，使头颈处于过伸或过屈状态，均可引起颈部一侧肌肉紧张，使颈椎小关节扭错，时间较长即可发生静力性损伤。

（2）感受风寒，或盛夏贪凉，导致颈背部气血凝滞，筋络痹阻，以致僵硬疼痛，动作不利。

> 中医认为，落枕与颈、肩部肌肉、筋膜紧张，阻碍气血的流通有关，气血运行不畅，不通则痛而发。因此，按摩治疗以疏通颈、肩部气血为主。

穴位

风池、落枕、肩井、阿是穴。

操作方法

（1）受术者取俯卧位或坐位。单手于患侧颈肩部行擦法，以受术者感觉舒适或能耐受为标准，反复操作3～5遍（图5-1）。

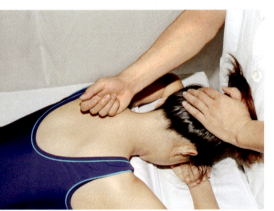

图5-1　擦颈肩

（2）拇指按揉颈部压痛点，由轻到重，反复操作3～5遍（图5-2）。

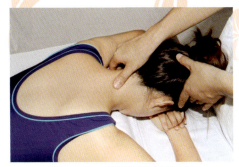

图5-2　按揉颈部压痛点

（3）拇指按揉双侧风池、肩井穴各30秒（图5-3、图5-4）。

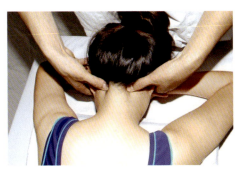

图5-3　按揉风池

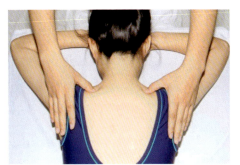

图5-4　按揉肩井

（4）拇指点按双侧落枕穴，同时各方向活动颈部，反复操作3～5遍（图5-5）。

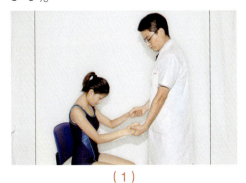

（1）

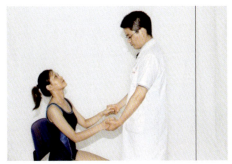

（2）

图5-5　点按落枕穴，活动颈部

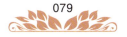

功效

放松颈肩部肌肉，解除局部肌肉、筋膜紧张，加速血液循环，缓解疼痛。

注意事项

（1）颈项部保暖，避风寒，以免影响疗效。

（2）采用正确睡姿，使用高度及硬度适合的枕具。

二、颈项酸痛

颈项酸痛是指由单纯的项部肌肉及韧带慢性损伤所引起的，以颈后部肌肉僵硬或酸胀疼痛，且伴有沉重感、寒凉感为主要表现的一种不适。多见于20～30岁年轻人，以在校学生和办公室工作人员等长期伏案工作者居多。此症状长期失治、误治可发展演变为颈椎病。

病因

（1）单一姿势过久，导致颈后部肌肉持续受到牵拉，超过生理耐受程度，而产生疲劳性损伤。

（2）寒冷刺激可减慢血液循环，容易引起肌肉的不协调收缩而引起损伤。

中医认为，颈项酸痛与颈、肩部肌肉、筋膜紧张，阻碍气血的流通有关，气血运行不畅，不通则痛而发。因此，按摩治疗以疏通颈、肩部气血为主。

穴位

风池、颈根、肩井、天宗、肩中俞、肩外俞穴。

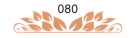

操作方法

（1）受术者取俯卧位或坐位。单手自上而下拿揉颈部（图5-6），后用双手自内而外拿揉双肩（图5-7），以受术者舒适为度，各操作3～5遍。

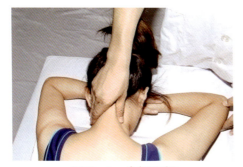

图5-6　拿揉颈部

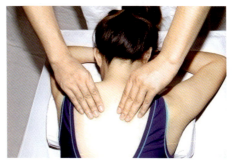

图5-7　拿揉双肩

（2）拇指点揉风池、颈根、肩井、天宗、肩中俞、肩外俞穴各30秒，以局部酸胀为度（图5-8～图5-13）。

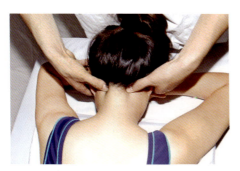

图5-8　点揉风池

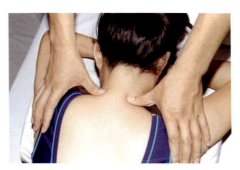

图5-9　点揉颈根

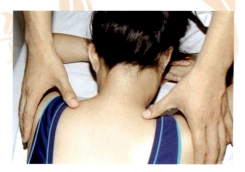

图 5-10　点揉肩井

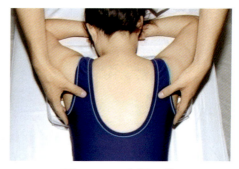

图 5-11　点揉天宗

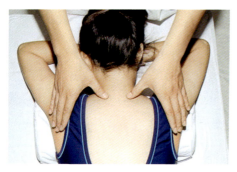

图 5-12　点揉肩中俞

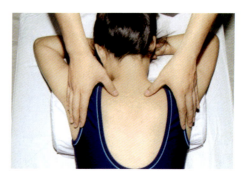

图 5-13　点揉肩外俞

（3）拇指拨揉双侧肩胛骨内侧缘及胸椎两侧,反复操作 3 ~ 5 遍（图5-14、图 5-15 ）。

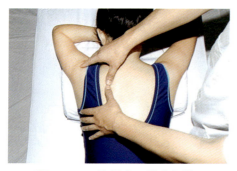

图 5-14　拨揉肩胛骨内侧缘

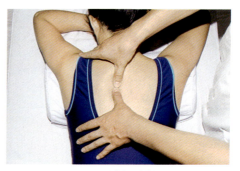

图 5-15　拨揉胸椎两侧

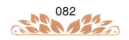

（4）双手叩打肩背部30秒（图5-16）。

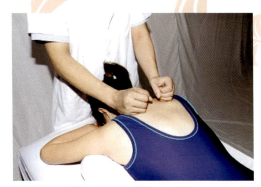

图5-16　叩打肩背部

 功效

放松颈肩部肌肉，解除局部肌肉、筋膜紧张，加速血液循环，缓解疼痛。

注意事项

（1）避免长时间伏案工作及不良姿势，适度锻炼。

（2）本手法只适用于无明显头晕、头痛及上肢疼痛、麻木等症状的颈项酸痛，运用前须仔细鉴别，对有头晕、头痛及肢体疼痛、麻木的患者应建议其及时就医。

三、肩痛

肩痛是指以肩关节周围疼痛甚至肩部活动受限为主的常见症状。多发生在40岁以上中老年人，多见于体力劳动者，女性发病率略高于男性。

病因

本病常因天气变化及劳累而诱发，或因上肢外伤后肩部固定过久，肩周组织继发萎缩、粘连，肩部急性挫伤、牵拉伤后因治疗不当等造成。

穴位

肩髃、肩贞、抬肩、天宗、曲池、阿是穴。

中医认为，肩与肩部肌肉、筋膜紧张，阻碍气血的流通有关，或是外感风寒湿邪所致局部气血经脉受损而致气血运行不畅，不通则痛。因此，按摩治疗以疏通肩部气血为主。

操作方法

（1）受术者取坐位。双手拿揉肩部及上肢，反复操作 3 ~ 5 遍（图 5-17、图 5-18）。

（2）拇指点揉肩髃、天宗、肩贞、曲池、阿是穴各 30 秒（图 5-19 ~ 图 5-22）。

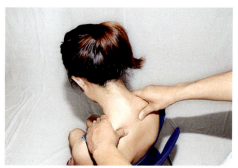

图 5-17 拿揉肩部

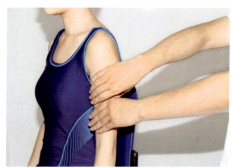

图 5-18 拿揉上肢

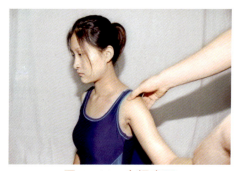

图 5-19 点揉肩髃

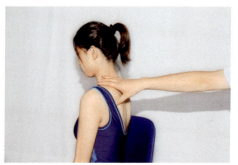

图 5-20 点揉天宗

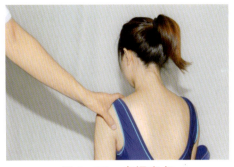

图5-21　点揉肩贞

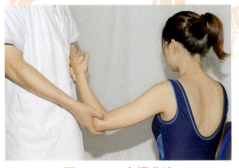

图5-22　点揉曲池

（3）一手拇指点按抬肩穴，另一手握肘部做肩关节各方向活动，反复操作3～5遍（图5-23）。

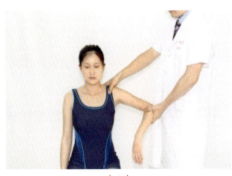

（1）

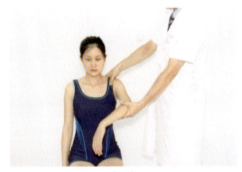

（2）

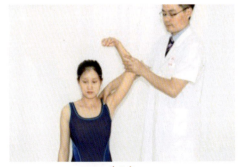

（3）

图5-23　点按抬肩穴，各方向活动肩关节

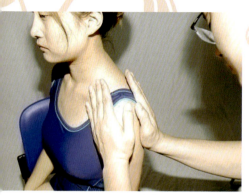

图 5-24　搓肩部

（4）双手置于肩部前后行搓法，以透热为度（图5-24）。

功效

放松肩部肌肉，解除局部肌肉、筋膜紧张，松解粘连，加速血液循环，缓解疼痛。

注　意　事　项

（1）加强功能锻炼，注意局部保暖。

（2）本手法只适用于疼痛不影响生活、尚可忍受，且无明显关节活动受限的肩部周围疼痛，如关节活动受限明显，应及时就医。

四、肘外侧痛

肘痛常见于肱骨外上髁炎患者，又名肘外侧疼痛综合征，俗称网球肘。多见于长期、持续做肘腕关节负重屈伸运动者，男女均可见，以受力多的一侧易患此症。易在肘部劳累后，阴雨天疼痛加重。

病因

（1）急性损伤是由突然超负荷的肘腕关节运动及前臂旋转运动造成局部肌肉的牵拉伤。

中医认为，肘外侧痛与肘部肌肉、筋膜、肌腱紧张，阻碍气血的流通有关，气血运行不畅，不通则痛而发。因此，按摩治疗以放松肌肉、疏通局部气血为主。

（2）慢性劳损是因为长期姿势单一，引起肌肉僵硬及肌腱退化或者局部筋膜增厚。

穴位

手三里、曲池、阿是穴。

操作方法

（1）受术者取坐位。单手拿揉前臂桡侧，反复操作3～5遍（图5-25）；拇指按揉手三里、曲池穴各30秒（图5-26、图5-27）。

（2）一手按痛点一手持前臂做肘关节屈伸及旋转运动，反复操作3～5遍（图5-28）。

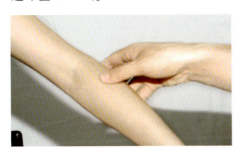
图5-26　按揉手三里

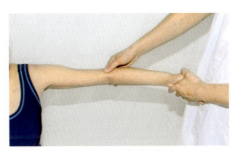
图5-27　按揉曲池

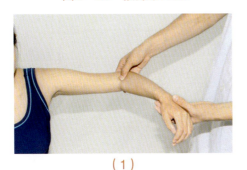
（1）

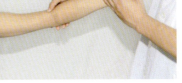
（2）

图5-28　按痛点，屈伸及旋转肘关节

（3）拇指拨揉肘外侧痛点30秒（图5-29）。

（4）掌擦局部，反复操作3～5遍（图5-30）。

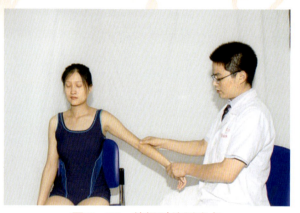

图5-29　拨揉肘外侧痛点

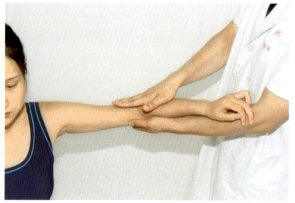

图5-30　掌擦局部

功效

放松肘关节周围肌肉，解除局部肌肉、筋膜、肌腱紧张，加速血液循环，缓解疼痛。

注意事项

（1）应注意避免过度负重，减少患侧持重。局部应注意保暖。

（2）如疼痛剧烈影响睡眠，应及时就医。

五、腕部疼痛

腕部疼痛是生活中的常见症状，腕部有众多肌腱和韧带，用以加强腕关节的稳定并完成其运动，当肌腱和韧带受损则引发此病。主要好发于IT工作者、手工艺工作者、银行柜员、超市收银员等。可有腕部或手指麻木、水肿、刺痛、敏感性下降，关节活动不利等不适感。

病因

发病原因主要有受伤、过度劳损等。手腕腱鞘炎、骨关节炎、一些免疫疾病，也可引起此症状。本节主要讨论慢性劳损引起的腕关节疼痛。

中医认为，腕部疼痛与局部气血的流通有关，气血运行不畅，肌肉失养，不通则痛而发。因此，按摩治疗以疏通局部气血、松解粘连为主。

穴位

列缺、阳溪、大陵、阿是穴。

操作方法

（1）受术者取坐位。拇指按揉腕关节周围，着重按揉局部痛点，反复操作3～5遍（图5-31）。

（2）拇指点按列缺、阳溪、大陵、阿是穴各30秒（图5-32～图5-34）

（3）一手握患手，一手按压痛点，做腕关节屈伸和旋转运动，反复操作3～5遍（图5-35）。

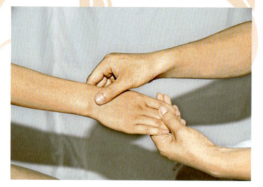

图 5-31　按揉腕关节

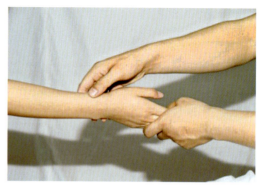

图 5-32　点按列缺

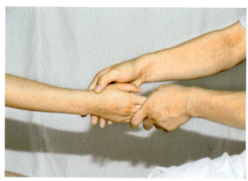

图 5-33　点按阳溪

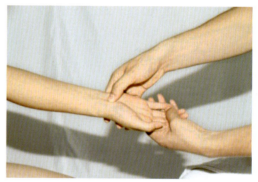

图 5-34　点按大陵

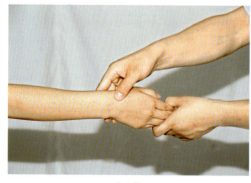

（1）

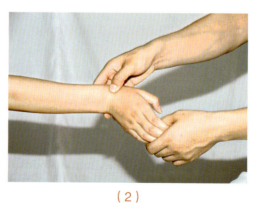

（2）

图 5-35　按压痛点，屈伸、旋转腕关节

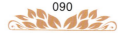

功效

放松腕部关节，松解局部肌腱，滑利关节，加速血液循环，缓解疼痛。

注 意 事 项

（1）手腕应避免过度负重、搬提重物。

（2）应避免接触凉水，注意局部保暖。

（3）如腕关节局部红肿热痛，或伴随有"晨僵"及手指关节等疼痛不适应及时就医。

六、慢性腰痛

慢性腰痛是生活中劳累后常见的不适，因腰部肌肉、筋膜与韧带等软组织的慢性损伤引起，又称为功能性腰痛。重体力劳动者、运动员、运动爱好者是多发人群。患者多有腰部过劳或不同程度的外伤史。其主要症状是患者自觉腰部两侧酸痛不适，时轻时重，反复发作，劳累时加重，休息后减轻。弯腰工作困难，弯腰稍久则疼痛加重，常喜用双手捶腰，以减轻疼痛。

病因

（1）急性损伤失治、误治。

（2）长期、持续、反复的单一姿势导致肌肉、韧带或筋膜出现疲劳性牵拉伤。

（3）退行性病变引起，如骨质

中医认为，慢性腰痛与腰背部气血运行不畅有关，不通则痛。因此，按摩治疗以疏通腰背部气血，缓解肌肉紧张为主。

增生、腰椎间盘突出等。

（4）受寒。

此外，先天性脊柱畸形、体弱、内脏病变、妊娠晚期腰部负重增加也会出现腰背部疼痛。

穴位

肾俞、大肠俞、关元俞、委中、阿是穴。

操作方法

（1）受术者取俯卧位。手掌自上而下按揉腰骶部，重点于肌肉紧张部位，反复操作3~5遍（图5-36）。

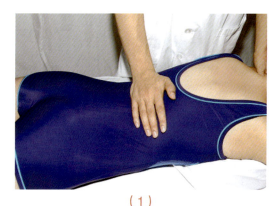
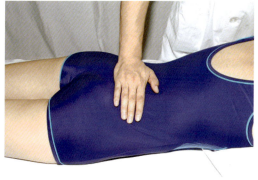

（1）

图5-36 按揉腰骶部

（2）拇指沿腰部脊柱两侧自上而下点按肾俞、大肠俞、关元俞、委中、阿是穴各30秒，以局部酸胀为度（图5-37 ~ 图5-40）。

（3）拇指拨揉腰臀部痛点，反复操作3 ~ 5遍（图5-41）。

（4）掌擦腰骶部1分钟，以局部透热为度（图5-42）。

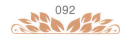

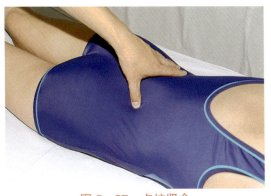

图 5－37　点按肾俞

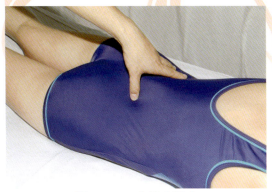

图 5－38　点按大肠俞

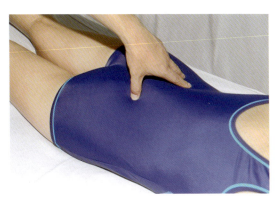

图 5－39　点按关元俞

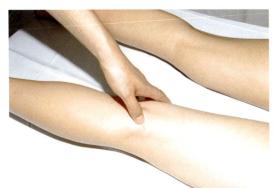

图 5－40　点按委中

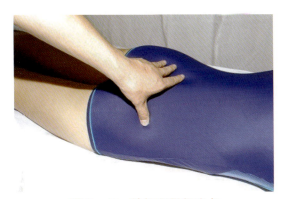

图 5－41　拨揉腰臀部痛点

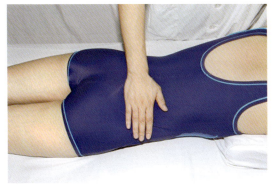

图 5－42　掌擦腰骶部

功效

放松腰背部肌肉、韧带，缓解患者局部筋膜紧张及疼痛，疏通气血，解痉止痛。

注 意 事 项

（1）腰背部疼痛与床铺软硬程度有很大关系，床垫的选择应以良好的支撑性为指标。

（2）本手法只适用于无明显臀部及下肢疼痛、麻木等症状的腰部疼痛，运用前须仔细鉴别，对有肢体疼痛、麻木的患者应建议其及时就医。

七、腓肠肌痉挛

腓肠肌痉挛俗称"小腿抽筋"，是痛性痉挛中最常见的一种，其特点是腓肠肌突然发作的强直性痛性痉挛，持续数十秒至数分钟或更久，其痛楚难以名状。常常见于运动员及运动爱好者。也可见于骨质疏松的患者中，本节仅讨论疲劳引起的腓肠肌痉挛。

病因

（1）寒冷刺激。

（2）过度疲劳。

（3）姿势不当，引起肌肉"被动挛缩"。

中医认为，腓肠肌痉挛与下肢尤其是小腿局部肌肉紧张，血液循环不畅相关。因此，按摩治疗以缓解肌肉紧张，改善下肢血液循环为主。

穴位

委中、阳陵泉、承山穴。

操作方法

（1）受术者取仰卧位。一手托踝关节，一手握足，做踝关节背伸运动，持续10~20秒，反复操作3～5遍（图5-43）。

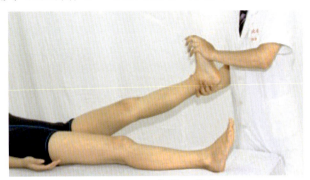

图5-43　背伸踝关节

（2）受术者取俯卧位。自上而下掌推腓肠肌3～5遍（图5-44）。

（3）双手自上而下拿揉小腿肌肉，反复操作3～5遍（图5-45）。

（4）拇指点揉委中、承山、阳陵泉穴各30秒，以有酸胀感为宜（图

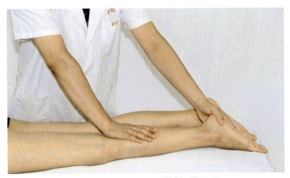

图5-44　掌推腓肠肌

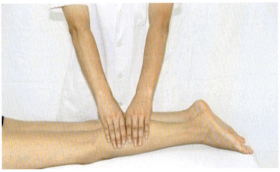

图5-45　拿揉小腿肌肉

5-46 ~ 图 5-48)。

（5）双手相对用力揉搓小腿肌肉 1 分钟（图 5-49 ）。

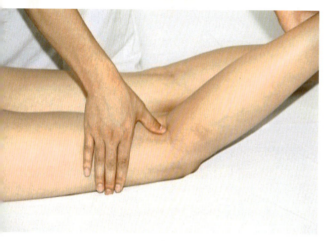

图 5-46　点揉委中

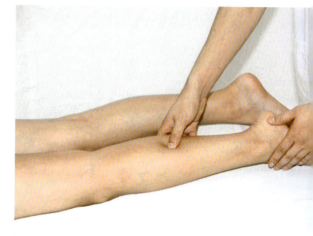

图 5-47　点揉承山

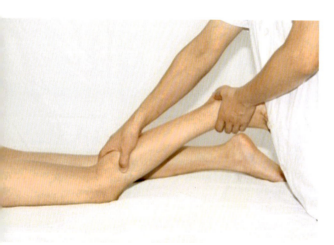

图 5-48　点揉阳陵泉

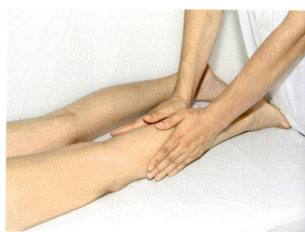

图 5-49　揉搓小腿肌肉

功效

放松小腿肌肉，解除局部肌肉痉挛，加速血液循环，缓解疲劳。

注 意 事 项

（1）适度运动很重要，避免高强度、超负荷的体育运动是减少肌肉痉挛的最好办法。

（2）本手法只适用于疲劳性的腓肠肌痉挛，如有下肢肿胀或者骨质疏松相关疾病所引起的腓肠肌痉挛频繁发作，需及时就医。

八、膝痛

膝痛是指由膝关节劳损或周围肌肉及韧带慢性损伤所引起的以膝部沉重、酸胀、活动不利为主要表现的一种常见不适。常见于膝关节骨性关节病、膝关节附近韧带损伤及半月板损伤的患者。本病单、双侧皆可发病，多发生于中老年人，尤以上下楼梯时疼痛明显。

病因

主要病因有退行性病变、骨质增生、劳损、外伤等。

中医认为，气血不足，肝肾逐渐亏虚，筋骨失养，或遭风寒湿邪侵袭，易发本病。若膝部外伤、劳损，气血运行不畅，经脉受阻，致使筋骨失养而发病。

穴位

血海、梁丘、委中、阴陵泉、阳陵泉穴。

操作方法

（1）受术者取仰卧位。双手自上而下拿揉大腿前侧肌肉，反复操作 3～5 遍（图 5-50），拇指点按血海、梁丘穴 30 秒（图 5-51、图 5-52）。

（2）双手搓揉膝关节（图 5-53），以透热为度，点揉膝周痛点，每处 10～30 秒，手法要轻柔。拇指点按阴陵泉、阳陵泉穴各 30 秒（图 5-54、图 5-55）。

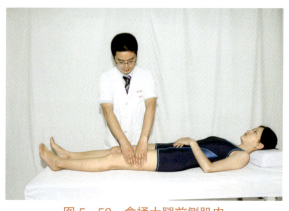

图 5-50　拿揉大腿前侧肌肉

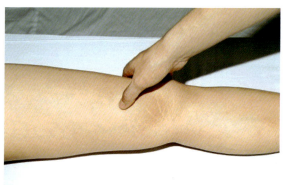

图 5-51　点按血海

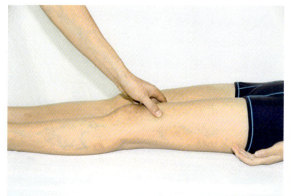

图 5-52　点按梁丘

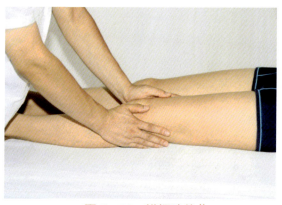

图 5-53　搓揉膝关节

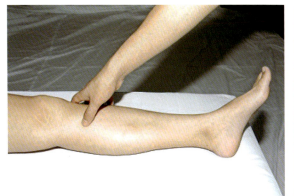

图 5−54　点按阴陵泉

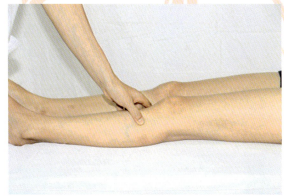

图 5−55　点按阳陵泉

（3）一手扶膝关节一手握踝部做膝关节屈伸运动,反复操作 3 ～ 5 遍（图 5−56）。

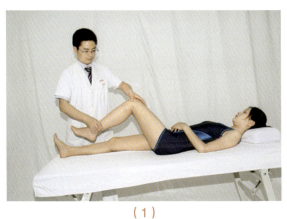

（1）

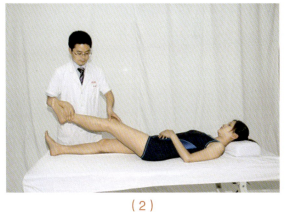

（2）

图 5−56　屈伸膝关节

（4）受术者取俯卧位。双手自上而下拿揉小腿后侧肌肉,反复操作 3 ～ 5 遍（图 5−57）,拇指点按委中穴 30 秒（图 5−58）。

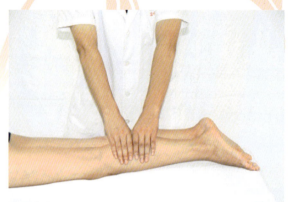

图 5-57　拿揉小腿后侧肌肉

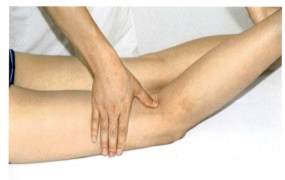

图 5-58　点按委中

功效

放松膝关节周围肌肉、韧带，解痉止痛，加速血液循环，滑利关节。

注 意 事 项

（1）应嘱膝痛患者控制体重，减少负重。

（2）如有明显膝关节红肿热痛或关节变形的患者应建议其及时就医。

（3）手法要柔和，不可过重。

九、足跟痛

足跟一侧或两侧疼痛，不红不肿，行走不便，又称脚跟痛。是由于足跟的骨质、滑囊、筋膜等处病变引起的疾病。足跟痛常表现为早晨起床落地的第一、二步最痛，走几步后便可以逐渐缓解。多见于40～60岁之间。

病因

足跟痛常见的发病原因为外伤、慢性劳损及骨刺刺激造成的肌腱附着点或滑囊处的无菌性炎症，继而产生的机化、粘连。

中医认为，足跟痛属于"骨痹"范畴，发病原因多与老年肾亏劳损、外伤和感受寒湿有关。

穴位

昆仑、太溪、阿是穴。

操作方法

（1）受术者取俯卧位。双手自上而下拿揉小腿后侧肌肉，反复操作3～5遍（图5-59）。

（2）拇指点按昆仑、太溪穴各30秒（图5-60、图5-61）。

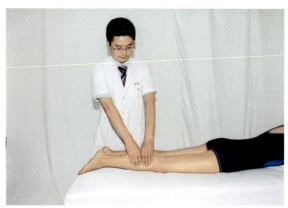

图5-59　拿揉小腿后侧肌肉

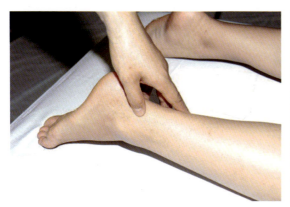

图5-60　点按昆仑

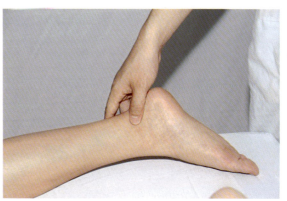

图5-61　点按太溪

（3）拇指拨揉足跟下压痛点1分钟，以受术者耐受为度（图5-62）。

（4）单手叩击足跟，反复操作3~5遍（图5-63）。

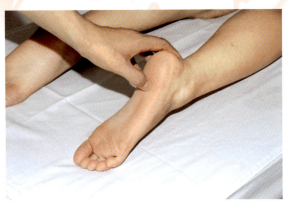

图5-62　拨揉足跟下压痛点

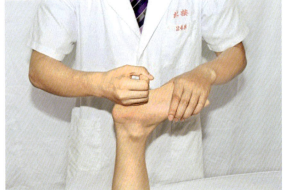

图5-63　叩击足跟

功效

放松局部筋膜紧张，加速血液循环，缓解疼痛。

注意事项

（1）可配合热敷局部以提高疗效，改善疼痛。

（2）如由足部畸形引起的足跟痛的患者应建议其及时就医，行矫形手术治疗疼痛。

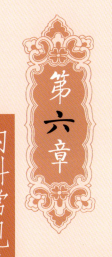

第六章

内科常见的 12 种疾病 一招解决

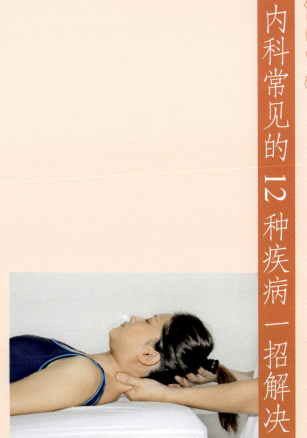

一、头痛

头痛是日常生活中的常见症状，其成因复杂，高血压、脑血管痉挛、癫痫、青光眼、脑神经疾患、鼻炎、脑中风、脑外伤等多种疾病都会出现头痛症状。本节仅讨论紧张性头痛的中医按摩治疗。紧张性头痛主要是患者自觉头部两侧、后脑甚至颈项部长时间胀痛不适，在专业医疗机构检查时，往往不能发现明显的病理改变。女性、中青年脑力劳动者是多发人群。病人多感头部有紧箍感和重压感，没有恶心和呕吐等急重现象。

🌀 病因

本病的主要发病原因有焦虑、忧郁、精神紧张或用脑过度；头、颈、肩及上肢姿势不良或长时间伏案。

中医认为，头痛与颈肩及头部肌肉紧张或感受外邪，阻碍气血的流通有关，不通则痛而发。同时，郁怒、思虑、伤悲、恐惧、紧张等不良情绪均可扰乱心神（心理状态），从而影响到头部的气血运行，导致疼痛。

🌀 穴位

印堂、太阳、百会、肩井穴。

🌀 操作方法

（1）受术者取仰卧位。双手拇指交替从印堂穴至前发际做抹法，反复操作3～5遍（图6-1）。

（2）双手拇指由内而外分推前额3～5遍，再点揉太阳穴30秒（图6-2）。

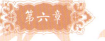

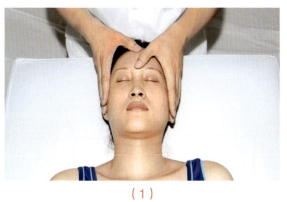

（1）

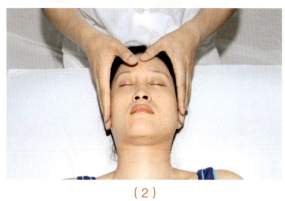

（2）

图6-1 抹印堂

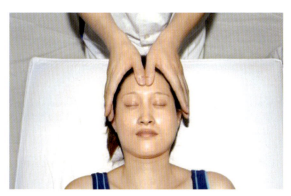

（1）分推前额

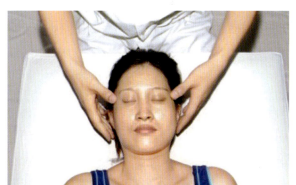

（2）点揉太阳

图6-2 分推前额、点揉太阳

（3）五指分开自前发际向后做推法，反复操作3～5遍（图6-3），拇指点按百会穴30秒（图6-4）。

（4）双手自前向后拿揉头部两侧3～5遍（图6-5）。

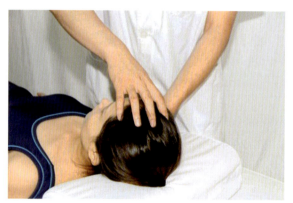

图6-3　五指推法

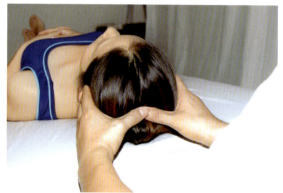

图6-4　点按百会

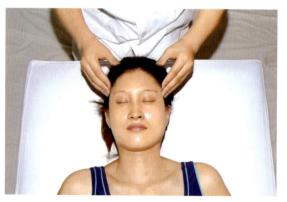

图6-5　拿揉头部两侧

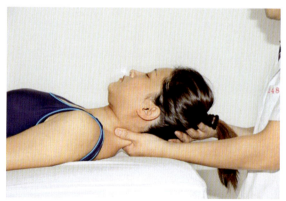

图6-6　拿揉颈部

（5）单手自上而下拿揉颈部，反复操作3～5遍（图6-6）。

（6）双手自内向外拿揉肩部，反复操作3～5遍（图6-7）。

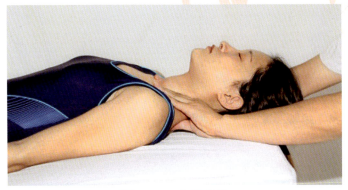

图6-7　拿揉肩部

功效

放松颈肩部肌肉，改善头部血液循环，清醒头脑。

注意事项

（1）紧张性头痛与精神因素相关，放松心情，自我减压在本病的治疗中十分重要。

（2）本手法只适用于紧张性头痛，运用前须仔细鉴别头痛性质，对可引发头痛的其他多种疾病要及时就医，尤其对突发头部剧痛者，头痛伴有呕吐恶心者，头痛伴有肢体症状或眼、耳功能障碍者及外伤后发作者均不宜用本手法治疗。

（3）上述手法不宜过重，有酸胀舒适感即可。

二、视力疲劳

视力疲劳是指由于长时间使用电脑、近距离工作或学习，出现眼及眼眶周围疼痛、视物模糊、眼睛干涩、流泪等，严重者头痛、恶心、眩晕，是各种原因引起的眼部不适。多发于各年龄段人群，由于电脑、手机和网络的广泛普及，青少年中因长时间近距离注视屏幕，发生视力疲劳的情况越来越普遍，应引起足够的重视。

病因

发生视力疲劳的原因也是多种多样的，常见的有：

（1）眼睛本身的原因，如近视、远视、散光等屈光不正、调节因素、眼肌因素、结膜炎、角膜炎、配戴的眼镜不合适等。

（2）全身因素，如神经衰弱、身体过劳、更年期的妇女等。

（3）环境因素，如光照不足或过强，光源分布不均匀或闪烁不定，注视的目标过小、过细或不稳定等。

> 中医认为，视力疲劳与用眼不当，眼睛过度疲劳有关。过度用眼，眼周肌肉紧张，气血的循环不畅通，营养物质不能及时供应眼部，就会造成视物模糊、眼干眼涩等症状。

穴位

攒竹、太阳、四白、风池穴。

操作方法

（1）受术者取仰卧位。双手拇指自眉头至眉梢做分推法3～5遍（图6-8）。

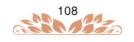

（2）拇指点按双侧攒竹、太阳、四白穴各30秒（图6-9～图6-11）。

（3）双手多指自前而后拿揉头部两侧3～5遍（图6-12）。

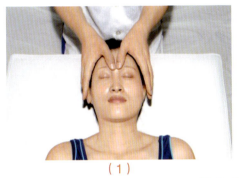
（1）

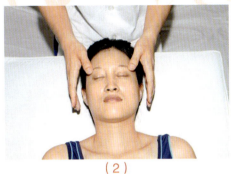
（2）

图6-8　分推法

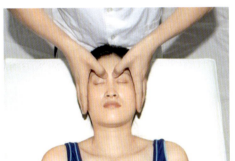
图6-9　点按攒竹

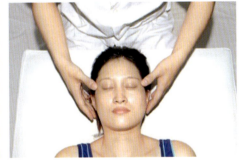
图6-10　点按太阳

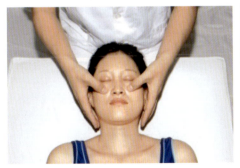
图6-11　点按四白

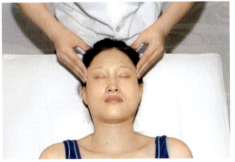
图6-12　拿揉头部两侧

（4）受术者取坐位。单手自上而下拿揉颈部肌肉3～5遍（图6-13），拇指点按风池穴30秒（图6-14）。

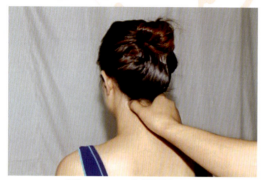

图6-13　拿揉颈部肌肉

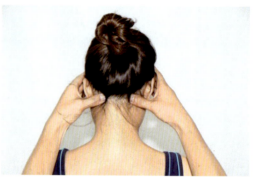

图6-14　点按风池

功效

放松眼周肌肉，促进眼部血液循环。

注意事项

（1）治疗期间应嘱患者注意用眼卫生，定时休息。

（2）有近视、远视、干眼症及其他眼部疾病者，应及时治疗原发病，并科学使用眼镜和滴眼液等。

（3）眼周手法操作应注意用力轻柔，有酸胀感即可，不能直接按压眼球。

（4）本手法有很好的眼部保健作用，适于长期使用。

三、耳鸣

　　耳鸣通常是指在无任何外界相应的声源或电刺激时耳内或头部所产生的声音的主观感觉。这种声音大多如蝉鸣、电流、哨音或如潮汐、雷声或风声，安静环境下更为明显。耳鸣常为持续性，但多时轻时重，常于劳累、情绪波动、生活规律改变时加重。严重的耳鸣患者可伴有听力下降、眩晕、恐惧感，并影响入睡，长期耳鸣会严重影响患者的生活质量和工作效率。

病因

　　耳鸣的成因复杂，是多种疾病的共有症状。一般认为耳鸣的产生与以下因素有关：

　　（1）噪声及长期使用耳机等损害了中耳传导功能和听神经。

　　（2）过度劳累和情绪紧张，会造成神经系统张力过高，引发听神经痉挛和过度兴奋。

　　（3）耳结构的实质损害，如中耳炎、迷路炎、外耳感染等。

　　（4）某些药物的副作用也可导致耳鸣。另外中枢损伤，如脑外伤、脑中风等疾病损害听觉中枢可造成听力下降和耳鸣。本节仅讨论因噪声或劳累和情绪波动导致的耳鸣。

> 中医认为，耳鸣是由于体内气机运行失调，气逆上冲而导致自觉耳部鸣响的现象。恢复体内气机的正常运行是治疗本病的关键。

穴位

　　耳门、听宫、听会、风池、翳风穴。

操作方法

（1）受术者取仰卧位。食指、中指点揉耳门、听宫、听会穴各30秒（图6-15）。

（2）拇食指自上而下揉捻耳廓至耳垂，反复操作3～5遍（图6-16）。

（3）中指指尖插入耳孔轻轻揉动，后迅速拔出，反复操作3～5遍（图6-17）。

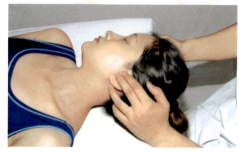

图6-15　点揉耳门、听宫、听会

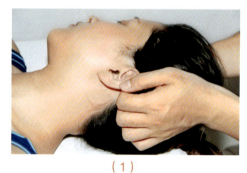
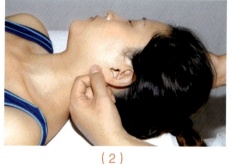

（1）　　　　　　　　　　　（2）

图6-16　揉捻耳廓至耳垂

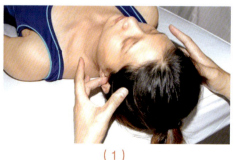
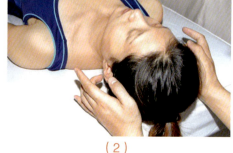

（1）　　　　　　　　　　　（2）

图6-17　中指插耳

（4）受术者取坐位。单手自上而下拿揉颈部肌肉（图6-18），拇指点按风池、翳风穴30秒（图6-19、图6-20）。

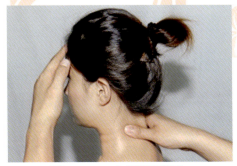

图 6-18　拿揉颈部肌肉

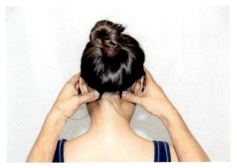

图 6-19　点按风池

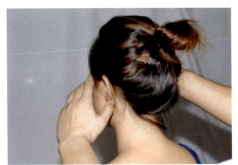

图 6-20　点按翳风

 功效

降逆清热，放松耳周肌肉，平衡耳内外压力。

注 意 事 项

（1）对于突发耳鸣、听力下降，须先到医院进行检查以排除耳实质损害及感染等其他致病原因。

（2）远离噪声，保持规律科学的生活方式，避免发怒、悲伤等情绪波动。

（3）多听轻音乐，减少对耳鸣的注意，避免对此的过度紧张。

四、失眠

失眠以睡眠时间不足、睡眠深度不够及不能消除疲劳、恢复体力与精力为主要症候特征，可伴随头晕、头痛、神疲乏力、心悸、健忘等症状。

病因

造成失眠的原因很多，躯体疾病、情感因素、生活方式以及环境因素等都是影响人们睡眠质量的重要因素。本节仅讨论情绪因素导致的失眠。

中医认为，失眠是由于情绪、饮食、起居、劳动等多种因素影响体内气血运行和阴阳平衡而形成。因而在治疗上以疏通气血、平衡阴阳、宁心安神为主。

穴位

心俞、肝俞、脾俞、肾俞、太阳、百会、神庭、内关、神门穴。

操作方法

（1）受术者取俯卧位。手掌自上而下按揉脊柱两侧（图6-21），反复操作3～5遍，拇指点按双侧心俞、肝俞、脾俞、肾俞穴各30秒（图6-22～图6-25）。

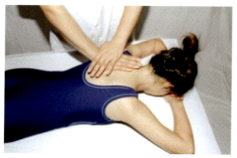

图6-21　按揉脊柱两侧

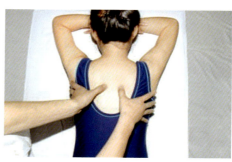

图6-22　点按心俞

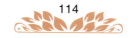

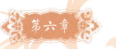
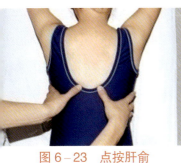

图6-23 点按肝俞

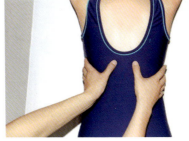

图6-24 点按脾俞

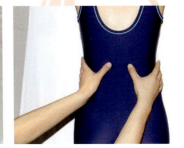

图6-25 点按肾俞

（2）双手自上而下拿揉下肢3～5遍（图6-26）。

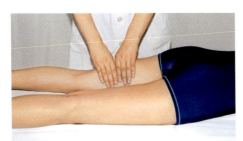

（1）

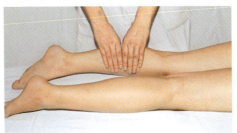

（2）

图6-26 拿揉下肢

（3）受术者取仰卧位。双拇指自内而外分推前额5～10遍（图6-27），拇指按揉太阳穴30秒（图6-28）。

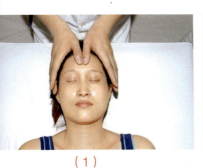

（1）

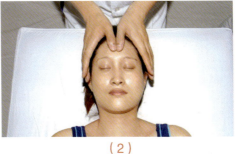

（2）

图6-27 分推前额

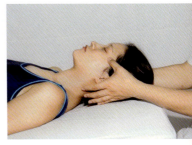

图6-28 按揉太阳

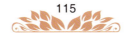

（4）双手多指自前而后拿揉头部 3 ~ 5 遍（图 6-29），而后双拇指交替按压自神庭至百会穴一线 3 ~ 5 遍（图 6-30）。

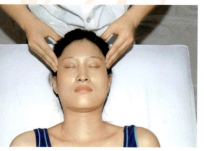

图 6-29 拿揉头部

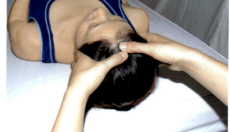

（1）

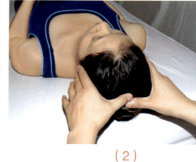

（2）

图 6-30 按压神庭至百会

（5）摩腹 30 ~ 60 秒（图 6-31）。

（6）手掌自上而下按压前臂内侧（图 6-32），而后拇指点按双侧内关、神门穴 30 秒（图 6-33、图 6-34）。

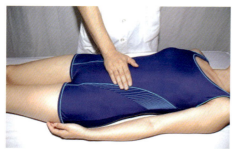

图 6-31 摩腹

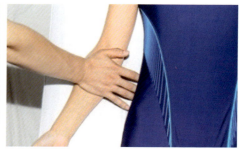

图 6-32 按压前臂内侧

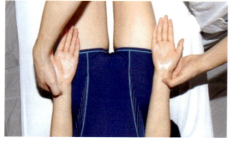

图 6-33 点按内关

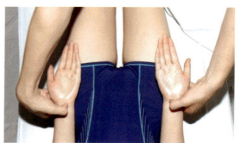

图 6-34 点按神门

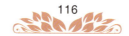

功效

宽胸理气，清心安神，平衡阴阳。

注 意 事 项

（1）本病与精神、情绪密切相关，故应保持心情舒畅，防止过度思虑、郁怒。

（2）生活规律，保持睡眠环境安静。

（3）本节手法不适用于因心脑血管疾病、消化系统疾病、呼吸系统疾病等所致的继发性失眠，此类失眠应及时就医，治疗原发病。

（4）避免饮用浓茶、咖啡等刺激性饮料。

五、咽干咽痒

咽干咽痒是咽喉部、鼻咽部、口腔及整个上呼吸道发生感染、急慢性炎症时经常出现的一种症状。常常表现为鼻、咽部干燥、刺痒，干咳少痰，有异物感或烧灼感。上呼吸道感染、急慢性鼻炎、急慢性咽炎、口腔炎症、呼吸道占位性疾病等均可导致咽干咽痒的发生。本节以慢性咽炎为主进行讨论，其他原因所致本症状可在治疗原发病的同时参考应用。

 病因

（1）上呼吸道病变。

（2）空气干燥、辛辣刺激性食物、粉尘、有害气体及放射性照射等气候环境因素。

中医认为，咽部与肺脏相关，肺气不利，肺脏中津液不足，或肺脏为外部风寒所侵袭，均可导致咽部不适、咽干咽痒，因而在治疗上以宣通肺气为主。

（3）职业因素，如教师、歌唱者等过度用嗓子的人群。

（4）全身因素如贫血，消化不良，胃食道反流，慢性支气管炎，支气管哮喘，风湿病，肝、肾疾病等。

（5）过敏因素，吸入过敏源或药物引起咽部炎症。

穴位

中府、天突、大椎、肺俞穴。

操作方法

（1）受术者取仰卧位。拇指自内而外分推胸部 3 ~ 5 遍（图 6-35），点按中府穴 30 秒（图 6-36）。

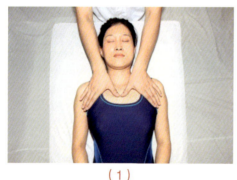
（1）

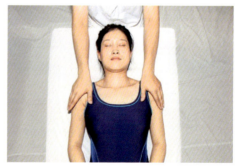
（2）

图 6-35　分推胸部

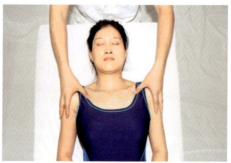

图 6-36　点按中府

（2）单掌自上而下推胸骨 3 ～ 5 遍（图 6-37），拇指点按天突穴 30 秒（图 6-38）。

（3）受术者取俯卧位。单手自上而下拿揉颈部肌肉（图 6-39），点按大椎、肺俞穴各 30 秒（图 6-40、图 6-41）。

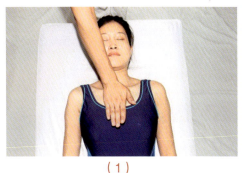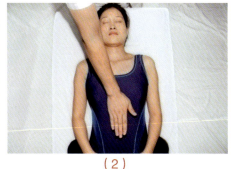

（1）　　　　　　　　　　　　　（2）

图 6-37　推胸骨

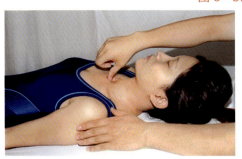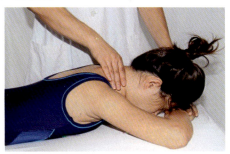

图 6-38　点按天突　　　　　　　图 6-39　拿揉颈部肌肉

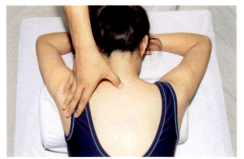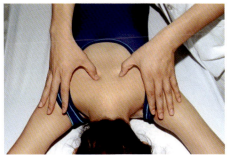

图 6-40　点按大椎　　　　　　　图 6-41　点按肺俞

（4）受术者取坐位。用拇指、食指在喉部两侧极轻柔地上下滑动（图6-42）。

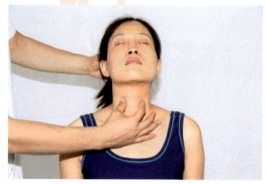

图6-42 喉部滑动

 功效

促进咽部血液循环，消除黏膜炎症，解除咽部肌肉痉挛。

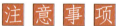 注 意 事 项

（1）咽干咽痒与上呼吸道及上消化道的很多疾病相关，应积极治疗原发病。

（2）天突、中府穴比较敏感，手法应轻柔。

（3）嘱患者远离刺激性环境，避免辛辣食物，预防上呼吸道感染。

六、鼻塞

鼻塞是指鼻腔气道被阻塞，导致呼吸中通气困难的一种症状。常被迫张口呼吸，带有闭塞性鼻音，伴有鼻痒、流涕、喷嚏、头晕头胀等症状。

病因

鼻塞的形成原因很多，凡是影响鼻腔呼吸通道宽狭的病变都能引起鼻塞。本节所讨论的按摩手法治疗是辅助性的，在治疗原发病的同时配合本法可缓解症状、改善通气、促进炎症吸收。

中医认为，鼻塞是由于鼻咽部经脉气血不通、气机的运行受到阻碍而形成的。鼻与肺相关，肺脏内有热，上行壅塞鼻窍也是其病因之一。

穴位

迎香、风池、肺俞、合谷穴。

操作方法

（1）受术者取仰卧位。拇指点揉迎香穴1分钟（图6-43）。

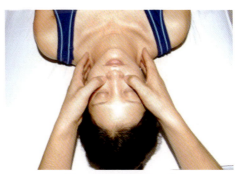

图6-43 点揉迎香

121

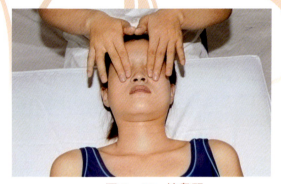

图6-44 擦鼻翼

（2）食指、中指擦鼻翼两侧30秒，以透热为宜（图6-44）。

（3）受术者取坐位。单手自上而下拿揉颈部肌肉（图6-45），点按风池穴30秒（图6-46）。

（4）拇指点按肺俞、合谷穴各30秒（图6-47、图6-48）。

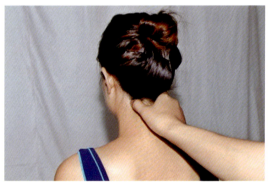

图6-45 拿揉颈部肌肉

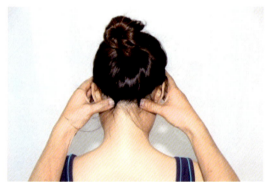

图6-46 点按风池

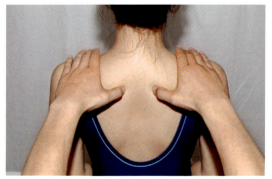

图6-47 点按肺俞

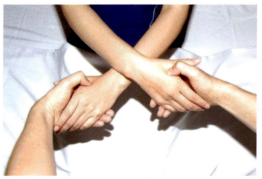

图6-48 点按合谷

功效

通畅呼吸，促进鼻部血液循环。

注 意 事 项

（1）治疗前应查明鼻塞的病因，积极治疗原发病。

（2）人的面部皮肤较薄，在面部进行手法操作时应轻缓，避免损伤皮肤。

（3）本手法临时通气效果好，可作为辅助治疗反复操作。

七、胸闷

胸闷是一种主观感觉，即胸中憋闷不舒，呼吸费力或气不够用。轻者仅有不适感，重者感觉被石头压住胸腔，甚至发生呼吸困难。

病因

（1）生理性因素。如胸闷气短与性激素分泌水平大有关系，人在进入更年期时，由于激素和植物神经的变化，也常出现胸闷。

（2）心理性因素，主要由不愉快的情绪引起。

（3）病理性因素，包括胸腔、心、肺等疾病。

本节主要讨论功能性及某些慢性呼吸系统疾病和植物神经紊乱所致的胸闷。

中医认为，胸闷是气机不畅而郁结在胸腔所导致的，因而在治疗上以宽胸理气，舒畅气机为主。

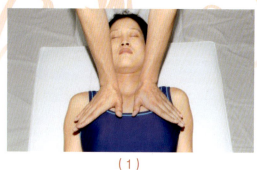

（1）

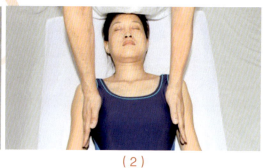

（2）

图6-49　分推胸部

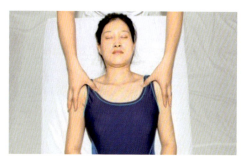

图6-50　点按中府

穴位

中府、膻中、心俞、肺俞穴。

操作方法

（1）受术者取仰卧位。双手自内而外分推胸部，反复操作3～5遍（图6-49），拇指点按中府穴30秒（图6-50）。

（2）单手掌自上而下推胸骨3～5遍（图6-51），拇指点按膻中穴30秒（图

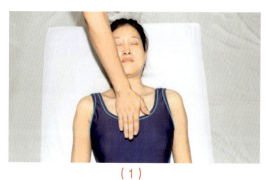

（1）

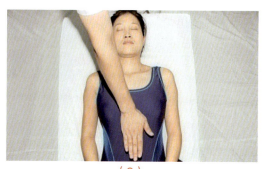

（2）

图6-51　推胸骨

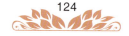

6-52）。

（3）受术者取俯卧位。双手自上而下按揉背部两侧2分钟（图6-53），拇指点按肺俞、心俞穴各30秒（图6-54、图6-55）。

（4）全掌横擦上背部1分钟，以有明显温热感为宜（图6-56）。

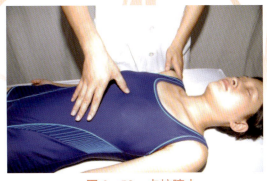

图6-52　点按膻中

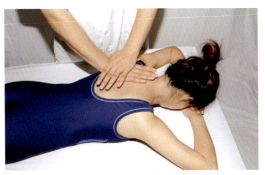

图6-53 按揉背部两侧

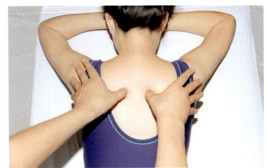

图6-54　点按肺俞

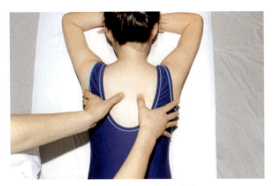

图6-55　点按心俞

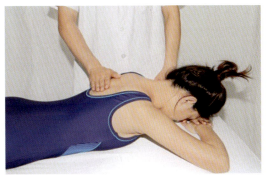

图6-56　横擦上背部

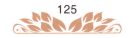

功效

通畅气机，舒缓情绪。

注意事项

（1）对于突发的胸闷伴有呼吸困难、胸背疼痛、心慌、呕吐等症状的，长期胸闷并进行性加重者，均应及时就医做相关检查，以免耽误病情。

（2）由情绪不舒引起的胸闷，应嘱患者保持心理平衡、注意精神调整。

八、呃逆

呃逆即打嗝，指气从胃中上逆，喉间频频作声，声音急而短促。这是由横膈膜痉挛收缩引起的一种不能自主的现象。

病因

现代医学尚不清楚横膈肌为什么会失控地自行收缩，但已知的现象表明其发生与进食、受寒、情绪波动以及神经系统受到刺激有关。

中医认为，呃逆的发生主要是由于过食生冷或胃部受凉、发怒或悲伤影响消化以及其他各种原因破坏了胃气的正常运行，导致胃中气机不能下降反而向上逆冲而产生的现象。

穴位

膈俞、肝俞、下脘、肩井、内关穴。

操作方法

（1）受术者取俯卧位。双手自上而下按揉脊柱两侧3～5遍（图6-57），点按膈俞、肝俞穴30秒（图6-58、图6-59）。

（2）受术者取仰卧位。双手自内而外分推胁肋，反复操作3～5遍（图6-60），点按下脘穴30秒（图6-61）。

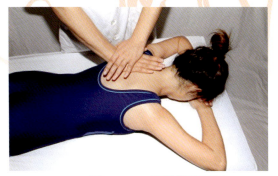

图 6-57　按揉脊柱两侧

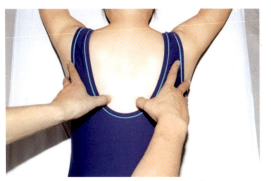

图 6-58　点按膈俞

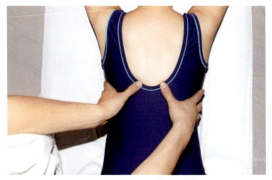

图 6-59　点按肝俞

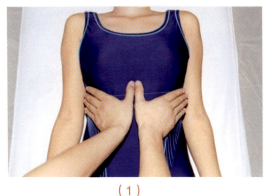

（1）

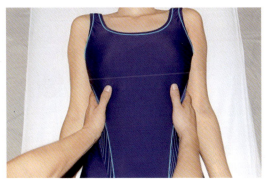

（2）

图 6-60　分推胁肋

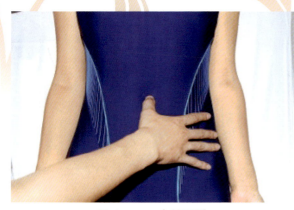

图 6-61　点按下脘

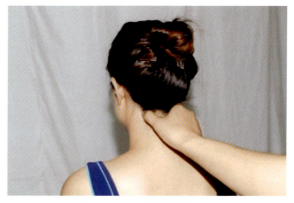

图 6-62　拿揉颈部肌肉

（3）受术者取坐位。单手自上而下拿揉颈部肌肉 3 ~ 5 遍（图 6-62）。

（4）双手拿揉肩部，反复操作 3 ~ 5 遍（图 6-63），拇指点按内关穴 30 秒（图 6-64）。

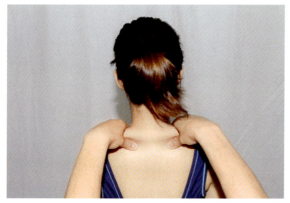

图 6-63　拿揉肩部

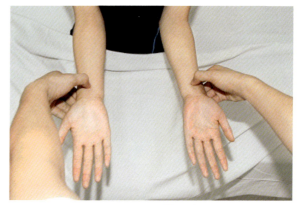

图 6-64　点按内关

功效

理气和胃，降逆止痉，松弛膈肌。

注　意　事　项

（1）许多方法可以自行止呃，如连续做吞咽动作、刺激咽部做干呕动作、憋气做俯卧撑等，可酌情选用。

（2）如呃逆持续发作或发生在胸腹部手术后，应到医院及时诊治。

（3）上述手法各步骤均有很好的止呃作用，如在某方法使用后呃逆停止，可不必完成全部操作过程。

九、腹胀

腹胀是患者自觉腹部胀大或胀满不适，常伴有食欲不振、反酸、呕吐、腹泻、便秘、嗳气等症状，是一种常见的消化系统症状。检查可见腹部膨隆、胀满或腹内压力增高等，是多种疾病的共有症状，最常见于胃肠功能紊乱症。本节仅讨论胃肠功能紊乱症引起的腹胀。

病因

（1）食糜在肠道里因停留时间过长，在细菌的作用下发酵，产生大量的气体，引起腹胀。

（2）吃东西时因讲话或饮食习惯不良吸入大量空气。

（3）胃肠道中气体吸收障碍。

中医认为，腹胀是由于脾胃的消化、吸收和食物传导功能发生障碍而引发的。影响脾、胃、肠功能的因素有饮食无度、过食生冷、情绪不舒、起居无规律、缺乏肢体运动等。脾、胃、肠等脏腑气机运行不畅，壅积于腹部而产生了胀气。

（4）肠蠕动功能减弱或消失导致胃肠道内气体排出障碍。

穴位

中脘、天枢、气海、肝俞、脾俞穴。

操作方法

（1）受术者取仰卧位。单手掌自上而下直推腹部正中线，反复操作3～5遍（图6-65）。

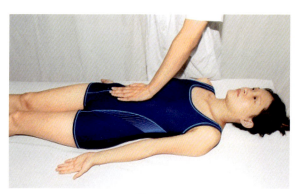
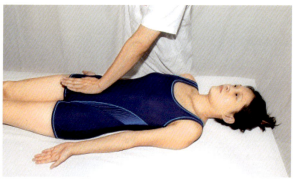

（1）　　　　　　　　　　　　　　　　（2）

图6-65　直推腹部正中

（2）单手掌顺时针摩腹2分钟（图6-66）。

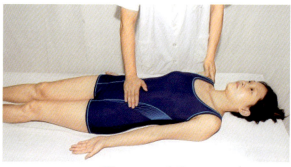

图6-66　摩腹

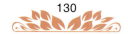

（3）拇指点按中脘、天枢、气海穴各30秒（图6-67～图6-69）。

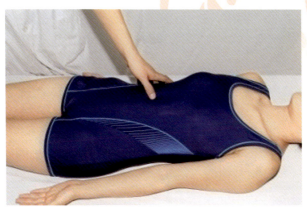

图6-67　点按中脘

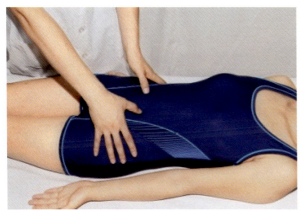

图6-68　点按天枢

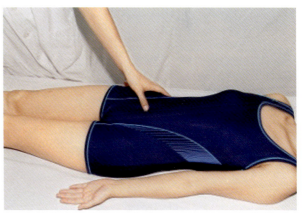

图6-69　点按气海

（4）受术者取俯卧位。双手按揉脊柱两侧，反复操作 3～5 遍（图 6-70），拇指点按肝俞、脾俞、胃俞穴各 30 秒（图 6-71～图 6-73）。

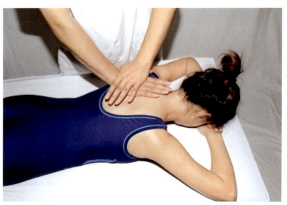

图 6-70　按揉脊柱两侧

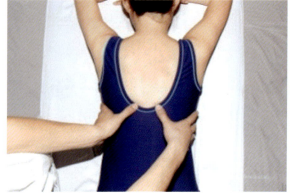

图 6-71　点按肝俞

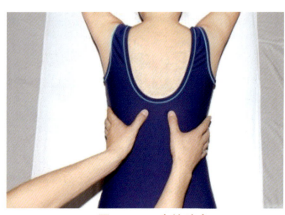

图 6-72　点按脾俞

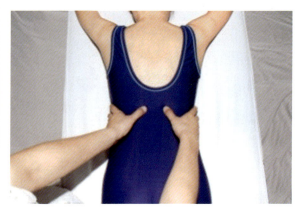

图 6-73　点按胃俞

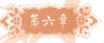

功效

促进胃肠蠕动，改善消化功能，加速排气及吸收。

注 意 事 项

（1）本法主要适用于消化不良及胃肠功能紊乱者，胃出血、胆石症、胰腺炎、肠梗阻、腹腔内肿瘤等疾病所致腹胀不在本手法治疗之列。

（2）腹胀严重的患者做腹部手法时会有紧张及压迫感，手法应从轻到重，以患者舒适为宜。

（3）嘱咐患者科学膳食、适当运动、放松心情。

十、便秘

所谓便秘包括便意少，便次少；排便艰难、费力；排便不畅；大便干结、硬便，排便不净感；便秘伴有腹痛或腹部不适，可伴有失眠、烦躁、食欲不佳、口臭等症状。

病因

便秘包括器质性便秘和功能性便秘。器质性便秘主要是与消化道的阻塞、炎症，内分泌和代谢紊乱以及神经系统损伤有关。功能性便秘是排除上述的实质脏器损害，而主要是由于进食纤维性食物过少、生活无规律、精神压力大、运动量小、年老体弱，

中医认为，便秘的发生是与脾胃的消化功能和大肠的传导功能障碍有关。胃肠内有热、体虚、肠道内液体不足都会导致便秘。因此，在治疗上以改善胃肠功能，促进胃肠蠕动为主。

导致胃肠推动无力而发生的。我们常说的便秘多指功能性便秘，对于器质性便秘会与原发病的诸多症状并发，应及时治疗原发病，不在本节讨论范围。

穴位

中脘、天枢、腹结、支沟、足三里穴。

操作方法

（1）受术者取仰卧位。单手掌自上而下直推腹部正中，反复操作3～5遍（图6-74）。

（2）单手掌顺时针摩腹2分钟（图6-75）。

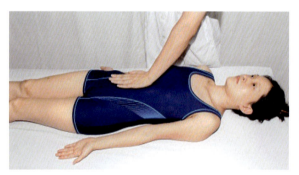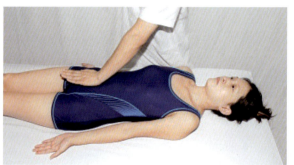

（1）　　　　　　　　　　　　　（2）

图6-74　直推腹部正中

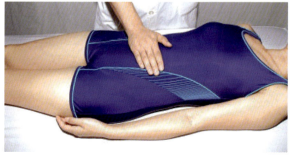

图6-75　摩腹

（3）双手重叠揉左下腹2分钟（图6-76）。

（4）拇指点按中脘及双侧天枢、腹结穴各30秒（图6-77～图6-79）。

（5）拇指点按足三里、支沟穴30秒（图6-80、图6-81），以有明显
酸胀感为度。

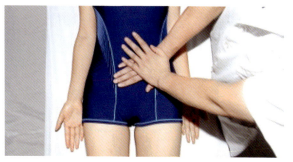

图6-76　揉左下腹

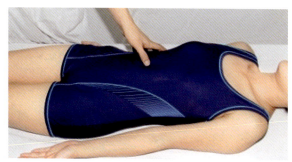

图6-77　点按中脘

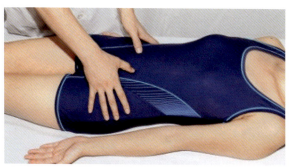

图6-78　点按天枢

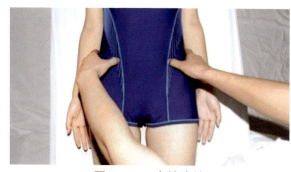

图6-79　点按腹结

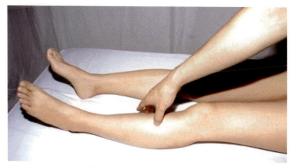

图6-80　点按足三里

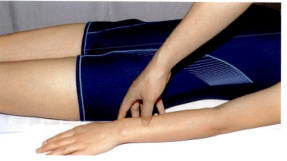

图6-81　点按支沟

功效

促进胃肠蠕动，改善排便功能。

注 意 事 项

（1）排除器质性便秘。

（2）治疗期间患者应注意生活有规律，多进食粗纤维食物，放松心情，适当运动，积极配合治疗。

（3）某些患者因长期便秘腹肌张力较大，手法应从轻到重，用力过大会造成患者腹胀不适和紧张，不利于治疗。

十一、高血压

高血压分为原发性高血压和继发性高血压。此处仅讨论血压临时升高的情况。原发性高血压是指以体循环收缩压和（或）舒张压升高为主要临床表现伴或不伴有心血管因素的临床综合征，简称为"高血压"。

病因

高血压的发病机制尚不清楚，但常因劳累、失眠、情绪激动而使血压升高，可伴有头晕、头痛、恶心、呕吐、视物模糊甚至晕倒。

中医推拿降血压的主要机理：①刺激血管中的压力感受器，从而降低血管内张力；②促进血液循环，增加周围血容量，从而降低中心血压；③改善植物神经功能，降低神经系统紧

中医认为，高血压的形成主要由于气血运行不畅，体内有热或气机上逆，从而出现眩晕、心悸、头痛、恶心等症状。

张，从而缓解血管痉挛。

穴位

太阳、桥弓、内关、太冲、风池穴。

操作方法

（1）受术者取仰卧位。多指扫散头部两侧 3 ～ 5 遍（图 6-82），拇指点按太阳穴 30 秒（图 6-83）；

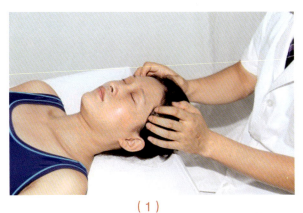
（1）

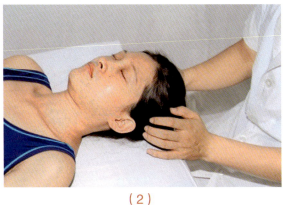
（2）

图 6-82　扫散头部两侧

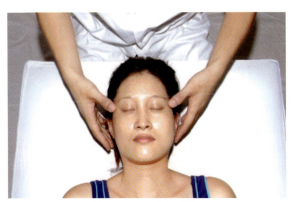

图 6-83　点按太阳

137

（2）手掌大鱼际自上而下推桥弓 3 ~ 5 遍，两侧交替进行（图 6-84）。

（3）拇指点揉双侧内关及太冲穴各 30 秒（图 6-85、图 6-86）。

（4）受术者取俯卧位。单手拿揉颈部肌肉 3 ~ 5 遍（图 6-87），拇指、食指点按风池穴 30 秒（图 6-88）。

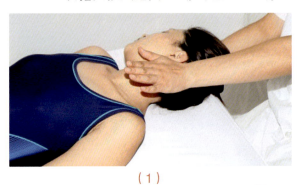
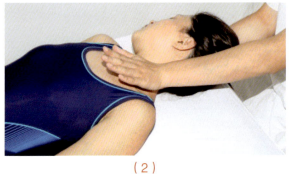

（1）　　　　　　　　　　　　　　（2）

图 6-84　推桥弓

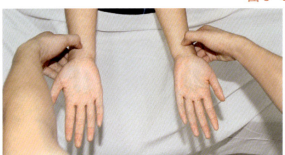

图 6-85　点揉内关

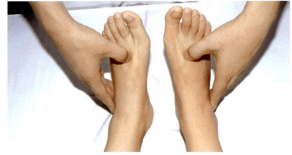

图 6-86　点揉太冲

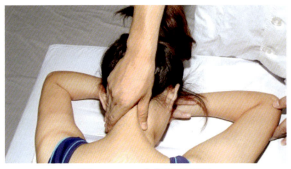

图 6-87　拿揉颈部肌肉

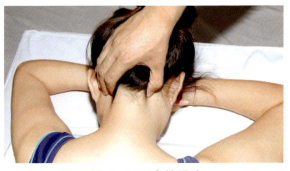

图 6-88　点按风池

（5）双手拿揉肩部肌肉，反复操作3～5遍（图6-89）。

（6）双手自上而下拿揉下肢3～5遍（图6-90）。

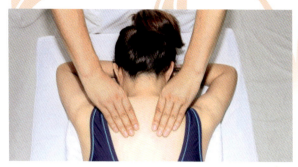

图6-89　拿揉肩部肌肉

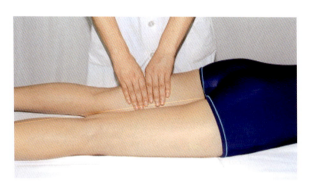

（1）

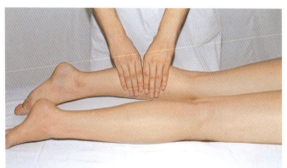

（2）

图6-90　拿揉下肢

 功效

解除血管痉挛，促进血液循环，降气止眩。

注意事项

（1）本法主要用于因情绪、饮食、劳累后血压的波动，以及缺少药物情况下的临时降压。对于确诊的高血压症的患者，应在医嘱下规律服药。

（2）本手法对于高血压症具有辅助治疗作用，患者可长期使用作为药物治疗的补充。

（3）本手法中推桥弓、拿腹肌、点天枢等手法因直接刺激血管及压力感受器，须轻柔，不可用力过猛，操作时间也不宜过长。

十二、晕车

人在乘车时感觉头晕、上腹部不舒服、恶心、出冷汗，甚至呕吐，下车休息片刻即可逐渐减轻或恢复的症状，就是我们常说的晕车。

病因

（1）睡眠差、过度劳累和过饥过饱时容易发生晕车。

（2）患某些耳部疾病，如耳石症、内耳炎、中耳炎等。

（3）车厢密闭使空气不流通，或某些物质的气味刺激，如汽油等。

（4）缺乏维生素 B_1 等。

中医认为，晕车是眩晕病的一类，有明显的个体差异。主要与脑内气血供养不足，或脑内气血运行受到阻碍导致平衡功能障碍有关。

穴位

太阳、百会、风池、内关、合谷穴。

操作方法

当发生晕车时，应使患者闭目。坐位时头部紧靠在固定椅背或物体上，避免较大幅度的摇摆。尽可能保持环境安静，通风良好。

（1）双手中指揉按太阳穴1分钟（图6-91）。

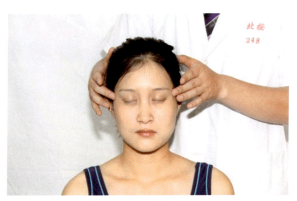

图 6-91　揉按太阳

（2）双手拇指、食指捻揉耳廓至耳垂 3 ～ 5 遍（图 6-92）。

（3）拇指按揉百会、风池穴各 1 分钟（图 6-93、图 6-94）。

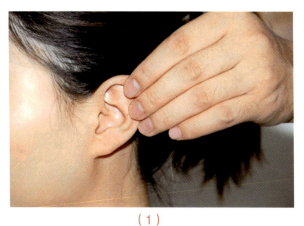
（1）

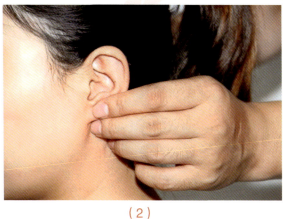
（2）

图 6-92　捻揉耳廓至耳垂

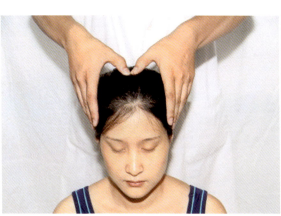
图 6-93　按揉百会

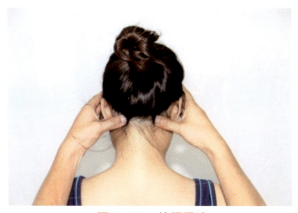
图 6-94　按揉风池

（4）拇指按揉内关、合谷穴各1分钟（图6-95、图6-96）。

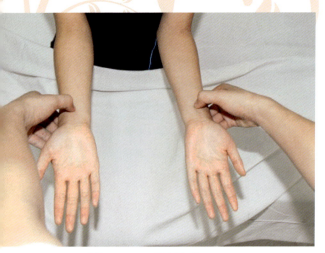

图6-95　按揉内关

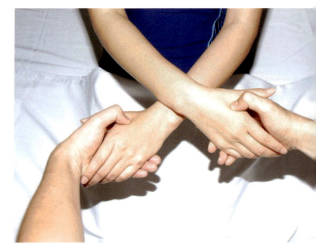

图6-96　按揉合谷

功效

促进头部气血运行，改善内耳平衡功能。

注意事项

（1）晕车时患者感觉敏感，手法应轻柔和缓，动作幅度应小，避免晃动。

（2）有晕车史的患者应在长途旅行前保持良好睡眠和清淡饮食，避免劳累。

（3）平常患者可多做平衡功能训练，如旋转、跳跃等，并增强体质。

（4）常晕车的人可采取适当预防措施，如外用风油精、听轻音乐、开窗通风等。

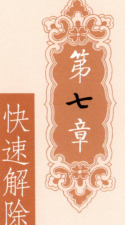

第七章

快速解除女人常见的4种疾病

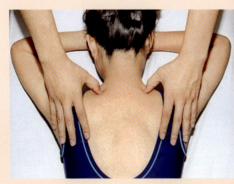

一、乳腺小叶增生

乳腺小叶增生是乳腺增生性疾病中最为常见的一种非肿瘤、非炎症性的增生性病变，多见于20～30岁青年女性。主要表现为月经来潮前5～7天，乳房胀满疼痛，月经来潮乳房胀痛缓解，乃至消失，待下次月经来潮前又出现周期性的变化，疼痛剧烈时可牵连到肩背或腋下。

病因

主要病因与内分泌失调或精神因素有密切关系。如情绪不稳定、心情不舒畅或者长期食用或使用激素等，造成人体内雌孕激素分泌的比例失调或分泌节律紊乱而引起乳腺组织增生。

中医认为，乳腺小叶增生主要是由于肝脾功能失调、气血失和，或因七情所伤、忧思过度，而致肝失疏泄，郁而成痰，气血凝滞而形成肿块。

穴位

厥阴俞、天宗、膻中、中府、期门、内关、三阴交、太冲穴。

操作方法

（1）受术者取俯卧位。双手自上而下按揉上背部脊柱两侧，反复3～5遍（图7-1），拇指点按厥阴俞、天宗穴各30秒（图7-2、图7-3）。

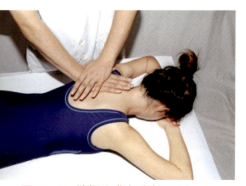

图7-1 按揉上背部脊柱两侧

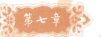

（2）受术者取仰卧位。双手掌分推胸胁3～5遍(图7-4)，拇指点按膻中、中府穴各30秒（图7-5、图7-6）。

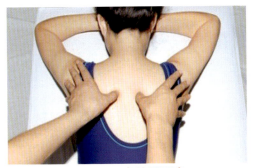

图7-2　点按厥阴俞

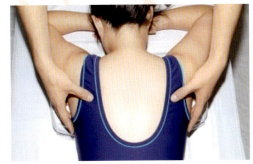

图7-3　点按天宗

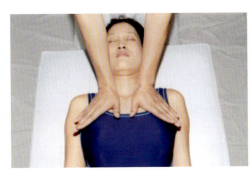

（1）

图7-4　分推胸胁

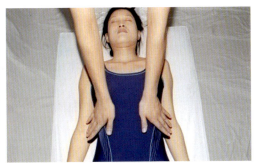

（2）

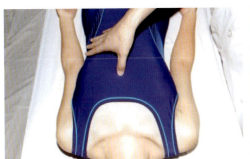

图7-5　点按膻中

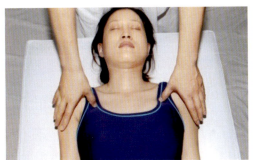

图7-6　点按中府

（3）双手自上而下擦搓胁肋3～5遍（图7-7），拇指点按章门、期门穴各30秒（图7-8、图7-9）。

（4）掌根自上而下按压前臂内侧3～5遍（图7-10），点按内关穴30秒（图7-11）。

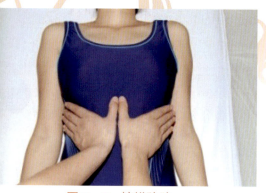

图7-7　擦搓胁肋

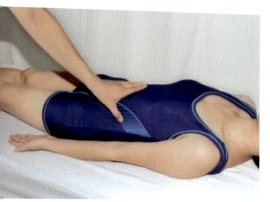

图7-8　点按章门

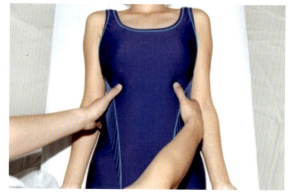

图7-9　点按期门

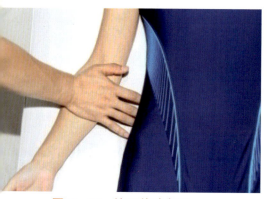

图7-10　按压前臂内侧

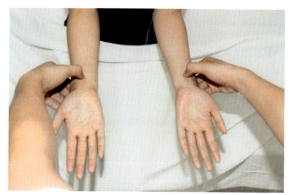

图7-11　点按内关

（5）拇指点按三阴交、太冲穴各30秒（图7-12、图7-13）。

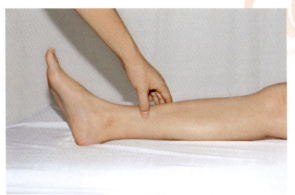
图7-12　点按三阴交

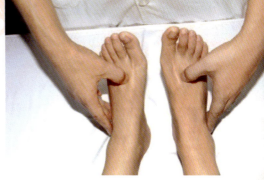
图7-13　点按太冲

 功效

缓解疼痛，增加局部血液循环，改善内分泌失调。

注 意 事 项

（1）保持心情舒畅，避免情绪波动。

（2）劳逸结合，避免过度劳累，适当参加体育活动，增强自身的免疫力。

（3）注意饮食结构，忌食或少食辛辣刺激性食物，尤其在治疗期间应遵医嘱。

二、产后缺乳

产后缺乳的主要表现为产妇在哺乳期内，乳汁甚少或全无乳汁，不能满足哺育婴儿的需求。

病因

本病主要与产妇的首次哺乳时间、身体素质、饮食营养、精神因素、内分泌因素等有关。

> 中医认为，产后缺乳有虚实之分，虚者多为气血虚弱，乳汁化源不足所致；实者因肝气郁结或气滞血瘀，而致乳汁不畅。治疗以补气养血，疏肝解郁，活络通乳为治疗原则。

穴位

膻中、乳根、中府、脾俞、肝俞、肩井、膏肓、血海、阴陵泉、足三里。

操作方法

（1）受术者取俯卧位。双手自上而下按揉上背部脊柱两侧，反复操作3~5遍（图7-14），点按肩井、膏肓、肝俞、脾俞穴各30秒（图7-15~图7-18）。

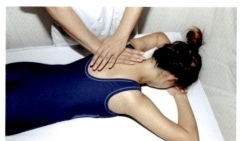

图7-14　按揉上背部脊柱两侧

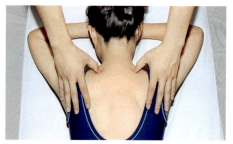

图7-15　点按肩井

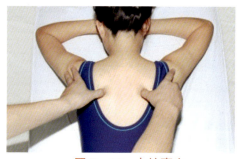

图7-16　点按膏肓

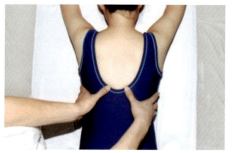

图7-17　点按肝俞

（2）受术者取仰卧位。双手拇指由内向外按揉锁骨下缘，反复操作3～5遍（图7-19），点按中府、膻中、乳根穴各30秒（图7-20～图7-22）。

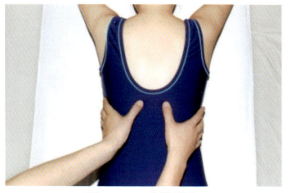

图7-18　点按脾俞

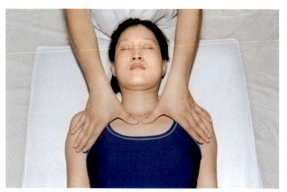

图7-19　按揉锁骨下缘

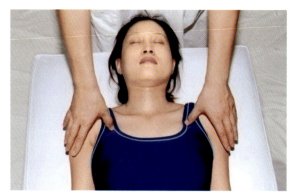

图7-20　点按中府

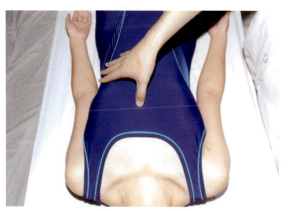

图7-21　点按膻中

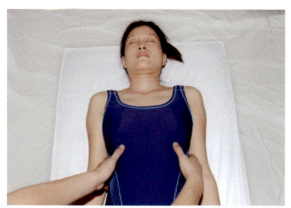

图7-22　点按乳根

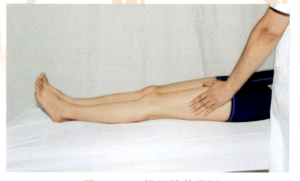

图 7-23　推下肢前外侧

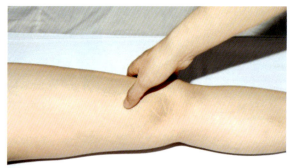

图 7-24　点按血海

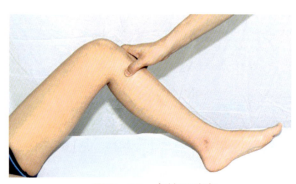

图 7-25　点按阴陵泉

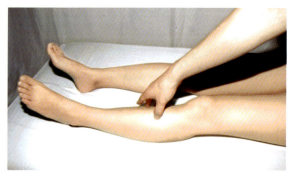

图 7-26　点按足三里

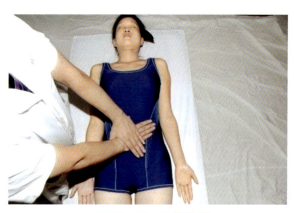

图 7-27　按揉神阙

（3）单手自上而下推下肢前外侧，反复操作 3～5 遍（图 7-23），点按血海、阴陵泉、足三里穴各 30 秒（图 7-24～图 7-26）。

（4）双手叠掌按揉神阙穴 2 分钟（图 7-27）。

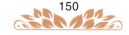

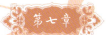

（5）双手掌分推胁肋部 5 ～ 10 遍（图 7-28）。

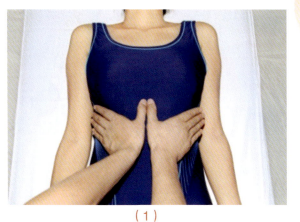

（1）

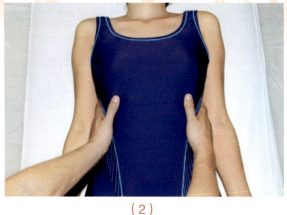

（2）

图 7-28　分推胁肋

功效

疏通输乳管，加快乳房血液循环，促进泌乳，益气补血，疏肝通乳。

注 意 事 项

（1）产妇泌乳量与精神因素有非常密切的关系，所以保持放松、愉悦的心情对治疗起着至关重要的作用。

（2）注意产妇营养均衡，适量增加汤水类饮食。

（3）在运用按摩治疗前，要先到专业医院检查，排除乳腺组织发育不良等因素。

三、痛经

痛经是妇女在经期前后，出现小腹或腰骶疼痛，严重者可伴随恶心、呕吐、冷汗淋漓、手足厥冷，甚至昏厥，影响正常生活和工作的常见症状。现代医学将其分为原发性和继发性两种，前者多见于无器质性病变的青年女性，后者多与盆腔器质性疾病如子宫内膜异位、盆腔炎、宫颈狭窄等病有关。此处治疗针对原发性痛经。

病因

痛经其确切病因至今尚不明确，现普遍认为本病多因前列腺素分泌过多或精神紧张、焦虑导致内分泌紊乱所致。

中医认为，月经前或行经期，贪食寒凉的食物，或冒雨涉水着凉；或素体虚寒导致寒凝血瘀；或性格抑郁，肝气郁结，导致气滞血瘀；或过度劳累肝肾亏虚，均导致气血运行不畅，不通则痛。

穴位

章门、期门、气海、关元、肝俞、肾俞、八髎、血海穴。

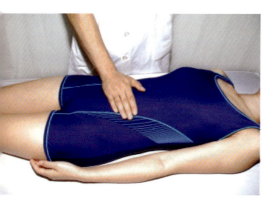

图7-29 摩腹

操作手法

（1）受术者取仰卧位。单掌顺时针方向摩腹2分钟（图7-29），拇指按揉气海、关元穴各30秒（图7-30、图7-31）。

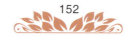

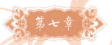

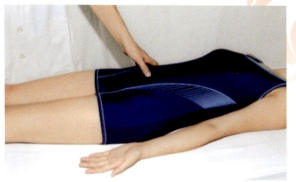

图 7-30　按揉气海

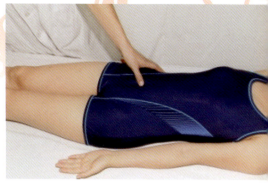

图 7-31　按揉关元

（2）拇指点按章门、期门、血海穴各30秒（图7-32~图7-34）。

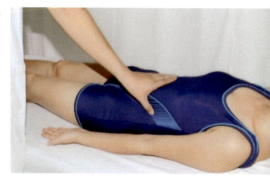

图 7-32　点按章门

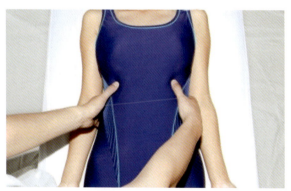

图 7-33　点按期门

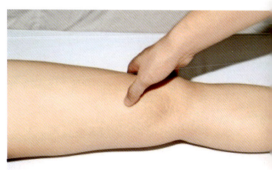

图 7-34　点按血海

（3）受术者取俯卧位。双手按揉腰部两侧及骶部，反复操作3~5遍（图7-35），拇指点按肝俞、肾俞、八髎穴各30秒（图7-36~图7-38）。

（4）单手掌在腰骶部八髎穴处做横向擦法，以透热为度（图7-39）。

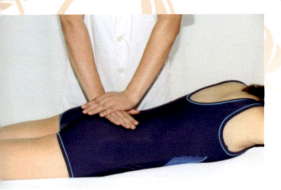

图7-35　按揉腰骶

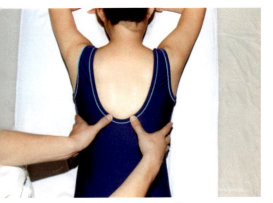

图7-36　点按肝俞

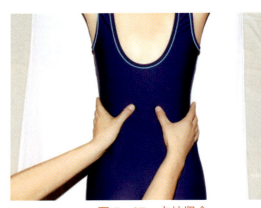

图7-37　点按肾俞

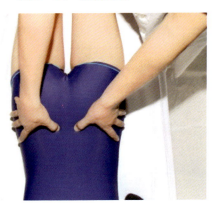

图7-38　点按八髎

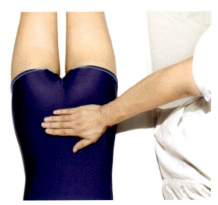

图7-39　擦八髎

功效

温经散寒，加强气血运行，缓解疼痛。

注意事项

（1）避免过食寒凉的食品，避免淋雨着凉，注意小腹及腰骶部保暖。

（2）避免过度劳累，经期注意休息。

四、更年期综合征

更年期是女性卵巢功能从旺盛状态逐渐衰退到完全消失的一个过渡时期，包括绝经和绝经前后的一段时间。在此期间，因性激素分泌量减少，出现以植物神经功能失调为主的症候群，称更年期综合征。主要表现为月经紊乱、烦躁易怒、头晕、失眠、心悸出汗、血压升高、阵发性面部潮红等一系列症状。

病因

发病原因多因营养不良、精神情绪不稳定及手术、放射治疗使卵巢功能丧失，雌激素水平下降迅速者发病率高，且症状也较严重。

中医认为，本病与绝经前后的生理特点有密切关系。妇女49岁前后，肾气由盛渐衰，冲任二脉气血也随之衰少。在此生理转折时期，易受内、外环境的影响而出现阴阳失调而发病。

穴位

膻中、气户、期门、章门、厥阴俞、膈俞、肝俞、脾俞、肾俞、命门、风池、太阳、攒竹、四白穴。

🌀 **操作手法**

（1）受术者取仰卧位。双手拇指自内而外分抹前额，反复操作 3～5 遍
（图 7-40），拇指按揉双侧太阳穴 30 秒（图 7-41）。

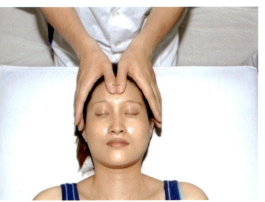
图 7-40　分抹前额

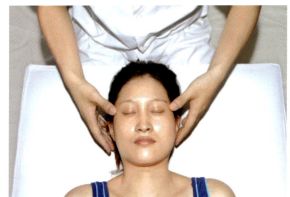
图 7-41　按揉太阳

（2）双手拿揉头部 3～5 遍（图 7-42），拇指点按百会穴 30 秒（图 7-43）。

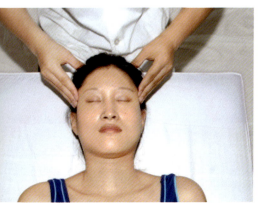
图 7-42　拿揉头部

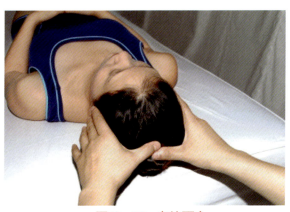
图 7-43　点按百会

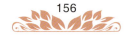

（3）双手掌分推胁肋，反复操作3～5遍（图7-44）。

（4）拇指按揉膻中、期门穴各30秒（图7-45、图7-46）。

（5）双手拇指自上而下交替按压小腿内侧，反复操作3～5遍（图7-47）。

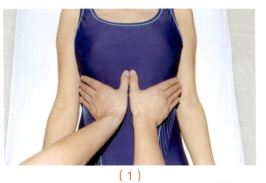
（1）

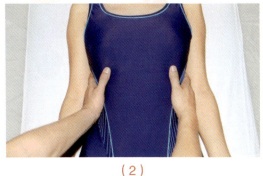
（2）

图7-44　分推胁肋

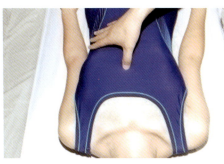
图7-45　按揉膻中

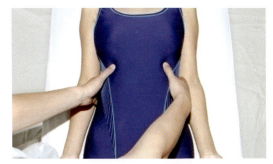
图7-46　按揉期门

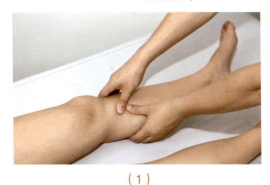
（1）

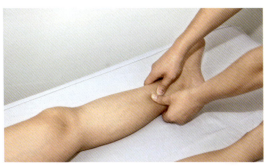
（2）

图7-47　按压小腿内侧

（6）受术者取俯卧位。小鱼际直擦督脉（图7-48）及脊柱两旁（图7-49），以命门至长强之间为主，反复操作3～5遍，以透热为度。

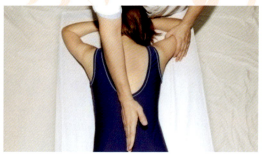
图 7-48　擦督脉

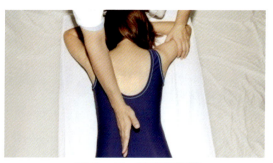
图 7-49　擦脊柱两旁

（7）拇指点按厥阴俞、膈俞、肝俞、脾俞、肾俞穴各30秒（图7-50～图7-54）。

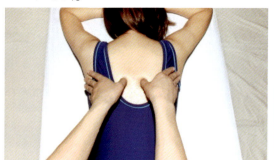
图 7-50　点按厥阴俞

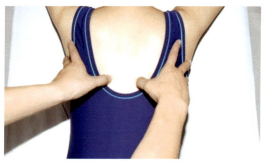
图 7-51　点按膈俞

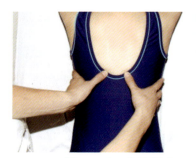
图 7-52　点按肝俞

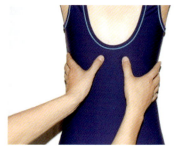
图 7-53　点按脾俞

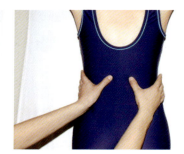
图 7-54　点按肾俞

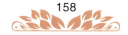

（8）双手自上而下拿揉下肢3～5遍（图7-55）。

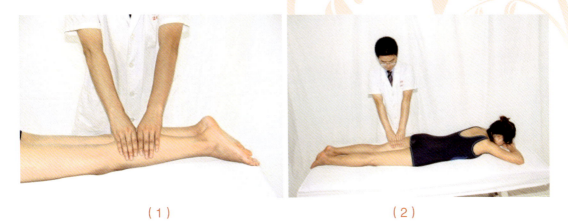

（1）　　　　　　　　　　　　　（2）

图7-55　拿揉下肢

（9）受术者取坐位。单手自上而下拿揉颈项部，反复操作3～5遍（图7-56），拇指点按风池穴30秒（图7-57）。

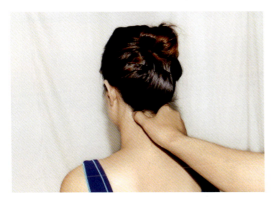

图7-56　拿揉颈项部

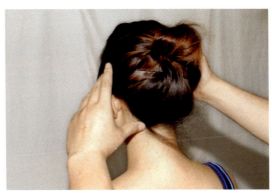

图7-57　点按风池

（10）双手拿揉肩部，反复操作3～5遍（图7-58），拇指点按肩井穴30秒（图7-59）。

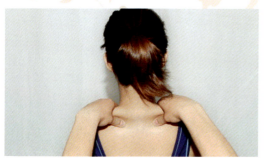

图7-58　拿揉肩部

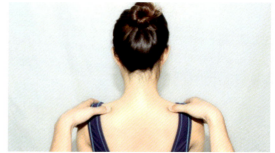

图7-59　点按肩井

功效

调理内分泌，促进机体代谢。

 注 意 事 项

（1）保持心情舒畅。

（2）加强身体锻炼，增强体质，定期做妇科检查。

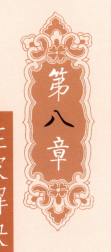

第八章

在家解决宝宝常见的 3 种疾病

一、小儿便秘

小儿便秘主要是患儿排便次数减少，粪便干燥、坚硬，有排便困难和肛门疼痛。长期便秘可继发痔疮或直肠脱垂。长期便秘可引起全身症状，如精神不振、乏力、头晕、头痛、食欲不振等。

病因

本病病因复杂，除不良生活及饮食习惯外，佝偻病、营养不良、甲状腺功能低下等多种疾病都会出现便秘症状。因此便秘应先到专业医疗机构诊治，以免延误病情。此处仅讨论单纯性便秘的中医按摩治疗。

中医治疗便秘，以润肠、通便为基本原则，还应针对病因同用消积、健脾等治本之法。

穴位

大肠、腹、七节骨、脊柱。

操作方法

（1）受术者取仰卧位。清大肠：施术者一手扶住患儿手，一手食指或拇指由受术者虎口向食指尖直推，100～300次（图8-1）。

（2）摩腹：施术者用掌或四指轻放于腹部，缓缓顺时针摩法，3～5分钟（图8-2）。

（3）受术者取俯卧位。下推七节骨：可用一些婴儿润肤油做介质，操作者用食指和中指由上往下做推法，推至皮肤发红为度（图8-3）。

（4）捏脊：操作者拇指与食指、无名指指腹对捏，从尾骨至大椎由下往上捏7～9遍（图8-4）。从第二遍开始捏三下，提一下。

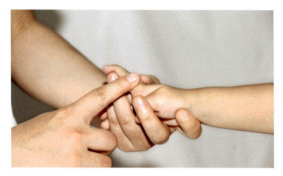

图8-1　清大肠

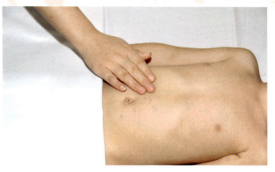

图8-2　摩腹

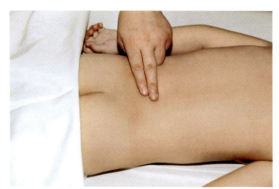

图8-3　下推七节骨

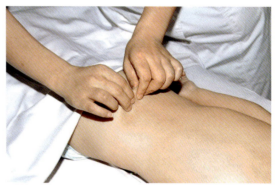

图8-4　捏脊

功效

促进胃肠蠕动，改善排便功能。

> ### 注 意 事 项
>
> （1）每天进行定时排便的训练，合理膳食结构，增加活动。
>
> （2）本手法只适用于单纯性便秘，施术前须仔细鉴别便秘性质，对可引发便秘的其他多种疾病要及时就医。
>
> （3）上述手法不宜过重，以患儿可耐受为度。

二、小儿厌食症

> 小儿厌食症是指小儿较长时间不思饮食，厌恶摄食的一种常见病症。

病因

主要原因为不良的饮食习惯、喂养不当、胃肠道疾病、全身性疾病、药物因素或神经性厌食。

> 中医认为，小儿厌食多因饮食不节，喂养不当，长期偏食，损伤脾胃正常的运化功能，出现食欲不振、见食不贪甚至拒食的症状，同时营养缺乏不能濡养四肢出现肌肉消瘦，影响正常的生长发育。

穴位

脾经、四横纹、中脘、脊柱。

操作方法

（1）受术者取仰卧位。补脾经：施术者一手扶住患儿手，一手拇指由受术者拇指桡侧从指尖向指根方向直推，100～300次（图8-5）。

（2）推四横纹：令患儿四指并拢，手心向上，施术者从食指横纹推向小指横纹，100～300次（图8-6）。

（3）按揉中脘：施术者用拇指按揉中脘，3～5分钟（图8-7）。

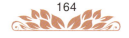

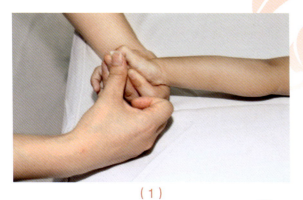

（1）

图 8-5　补脾经

（2）

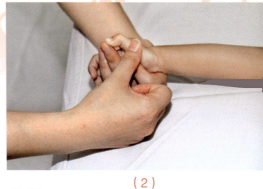

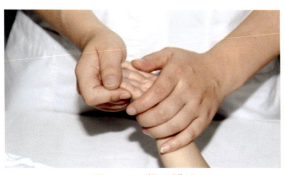

图 8-6　推四横纹

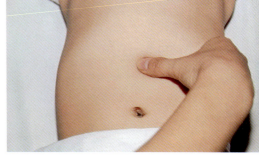

图 8-7　按揉中脘

（4）受术者取俯卧位。捏脊：施术者拇指与食指、无名指指腹对捏，从尾骨至大椎由下往上捏 7 ~ 9 遍（图 8-8）。从第二遍开始捏三下，提一下。

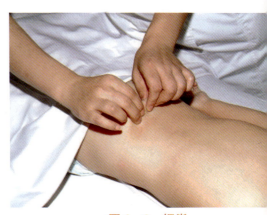

图 8-8　捏脊

功效

调理脾胃，改善消化功能，增加食欲。

注意事项

（1）合理膳食结构，增加活动。

（2）以患儿喜爱的食物来诱导开胃，暂不考虑其营养价值如何，待其食欲稍增后，再按需要补给。

（3）上述手法不宜过重，以患儿可耐受为度。

三、小儿遗尿症

小儿遗尿症又称"尿床"，是指3周岁以上的小儿无神经系统或泌尿生殖系统器质性疾病，不能自主控制排尿。可分为夜间遗尿和白天遗尿，以夜间遗尿为多。部分患儿可在发病数年后自愈。

病因

遗尿主要由心理因素或遗传因素造成，本病的家族发病率较高。

中医认为，小儿遗尿与脏腑发育不完善有关，以脏腑虚寒为主，如膀胱发育延迟，脾、肾、肺虚弱而引起。

穴位

肾经、脾经、腹、关元、脊柱、命门。

操作方法

（1）受术者取仰卧位。补肾经：施术者一手扶住患儿手，一手食指在受术者小指螺纹面做旋推，100～300次（图8-9）。

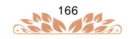

（2）补脾经：施术者一手扶住患儿拇指，一手拇指由受术者拇指桡侧从指尖向指根方向直推，100～300次（图8-10）。

（3）摩腹：施术者用掌或四指轻放于受术者腹部，缓缓顺时针做摩法，3~5分钟（图8-11）。

（4）按揉关元：施术者用食指按揉关元穴，3～5分钟（图8-12）。

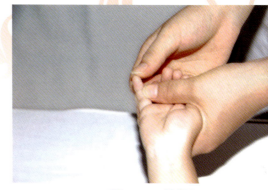

图8-9　补肾经

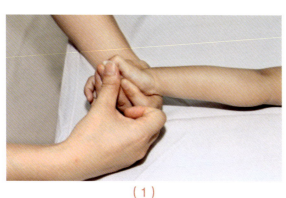

（1）

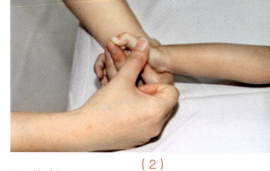

（2）

图8-10　补脾经

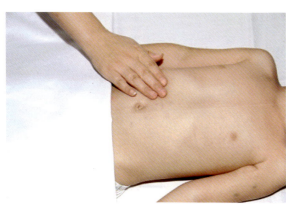

图8-11　摩腹

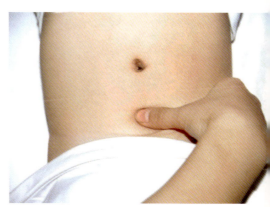

图8-12　按揉关元

（5）捏脊：施术者拇指与食指、无名指指腹对捏，从尾骨至大椎穴由下往上捏7～9遍（图8-13）。从第二遍开始捏三下，提一下。

（6）受术者取俯卧位。擦命门：施术者用掌根部在患儿命门穴横向来回做擦法，擦至局部发热为度（图8-14）。

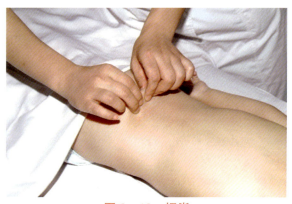

图8-13　捏脊

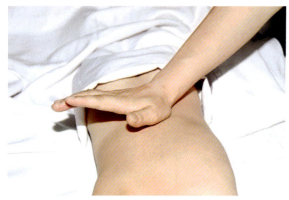

图8-14　擦命门

　功效

益气健脾，温补肾阳，固涩小便。

注 意 事 项

（1）家长要教育并督促孩子养成睡前排尿的习惯，白天不要让孩子太疲劳或太兴奋。

（2）饮食不宜过咸或过甜，忌食生冷。

（3）本手法只适用于单纯性遗尿症，运用前须仔细鉴别遗尿性质，对可引发遗尿的其他多种疾病要及时就医。

（4）上述手法不宜过重，以患儿可耐受为度。

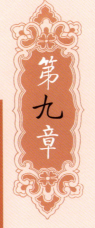

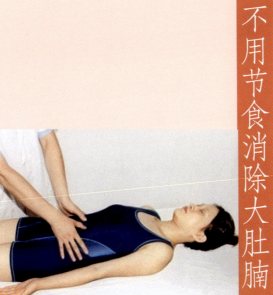

第九章

不用节食消除大肚腩

不论男女，肥胖一般多从腹部开始，尤其是久坐少动的上班族，因此，本节只论述腹部减肥。肥胖会导致体内糖代谢异常、高脂血症、高血压等并发症，还会由于体重过重，增加心脏负荷，导致心律不齐等症。

一、肥胖的原因

中医认为，肥胖与下列因素有关：

（1）为先天禀赋，即遗传因素。

（2）为嗜食肥甘厚味，即饮食超过人体需求量。

（3）为久卧少动，使体能消耗明显降低，致营养过剩，使脂肪充于肌肉而致肥胖。

（4）脏腑功能失调，脾气虚或肝肾阴虚，聚湿生痰浊而致肥胖。

减肥除按摩外，还应配合饮食、运动、中药健脾化痰、调补肝肾等方法，调整人体脏腑阴阳气血的平衡，将人体多余的脂肪代谢掉，从而达到健康减肥的目的。

二、常用按摩穴位

常用按摩穴位包括梁门、中脘、天枢穴。

三、操作手法

（1）受术者取仰卧位。双手掌重叠顺时针摩腹 30 ~ 60 次（图 9-1）。

（2）拇指点按梁门、中脘、天枢穴各 30 秒（图 9-2~ 图 9-4）。

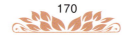

（3）拇指、食指自左而右提捏腹部，反复操作3～5遍（图9-5）。

（4）右手握拳，左手放于右拳上加力，做顺时针方向绕脐揉动20圈（图9-6）。

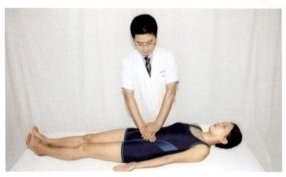

图9-1　摩腹

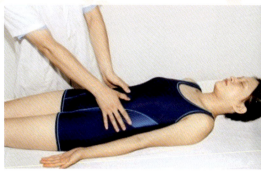

图9-2　点按梁门

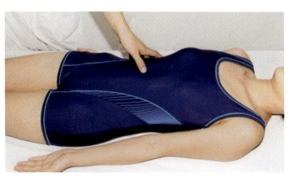

图9-3　点按中脘

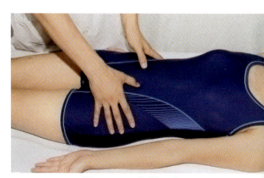

图9-4　点按天枢

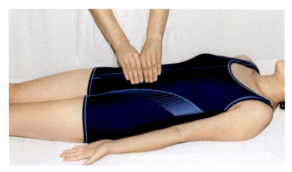

图9-5　提捏腹部

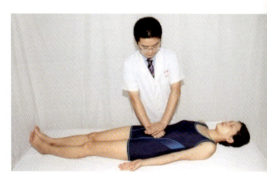

图9-6　拳揉脐部

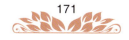

（5）双手掌放于腹部两侧，从肋缘开始，双手向腹部中线方向用力推挤，由上至下操作，到耻骨联合上缘为止，反复操作3～5遍（图9-7）。

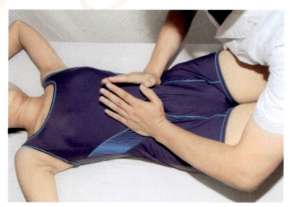

图9-7 推挤腹部

四、功效和注意事项

本法可增加局部血液循环，促进胃肠蠕动，排出宿便，从而达到减去腹部脂肪的目的。

注意事项如下：

（1）合理饮食、营养均衡。

（2）增加体育锻炼，例如仰卧起坐、摇呼啦圈等。

（3）保持愉悦放松的心情，树立减肥信心，积极配合医生的治疗。

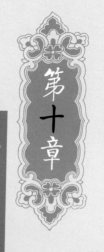

第十章

无病防病的全身保健按摩

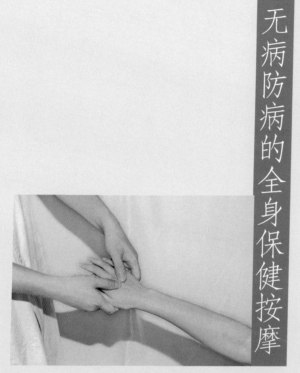

全身保健按摩能放松面部、躯干和四肢肌肉，滑利关节，缓解运动后疲劳；还能改善血液循环，调节植物神经功能，促进消化、吸收，防止便秘，加深睡眠，缓解视力疲劳，振奋精神，从而使人体保持良好身心状态。

一、头面部按摩

操作手法

（1）受术者取仰卧位。双手拇指由印堂穴开始，经前额自内而外向两侧分抹至太阳穴，反复操作 3～5 遍（图 10-1）。

（2）双手拇指轻点睛明穴（图 10-2），然后再以两拇指自睛明穴起，由内向外、由下至上轻摩眼眶 3～5 遍（图 10-3）。

（3）两手拇指稍用力点按迎香穴 30 秒（图 10-4），然后食指、中指在鼻旁上下推抹至有温热感，反复操作 3～5 遍（图 10-5）。

（4）双手食指、中指、无名指自颊车穴开始轻揉至太阳穴止，反复操作 3～5 遍（图 10-6）。

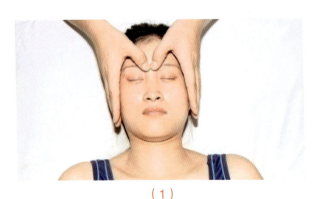

（1）

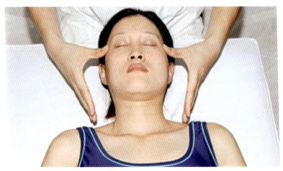

（2）

图 10-1 分抹前额

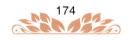

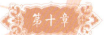
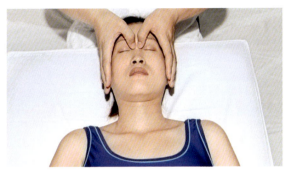

图 10－2　轻点睛明

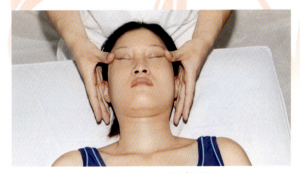

图 10－3　轻摩眼眶

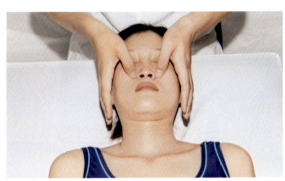

图 10－4　点按迎香

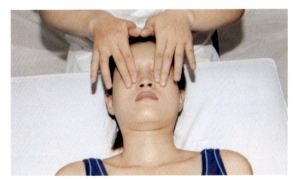

图 10－5　推抹鼻旁

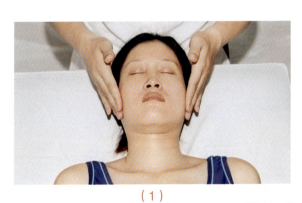

（1）

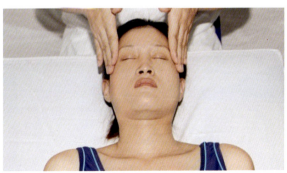

（2）

图 10－6　轻揉面颊

（5）拇指自印堂穴起沿正中线点揉至百会穴，反复操作3～5遍。重点点揉印堂、百会穴（图10-7、图10-8）。

（6）双手食指、中指按揉风池穴30秒（图10-9），再用单手食指、中指按揉风府穴30秒（图10-10）。

（7）双手十指略分开，自然屈曲，插入头部两侧的头发中，注意指腹要放在发

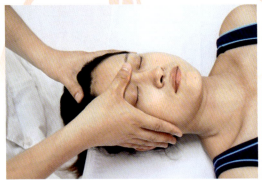

图10-7　点揉印堂

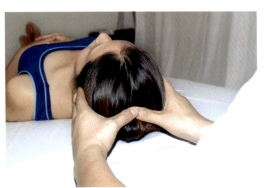

图10-8　点揉百会

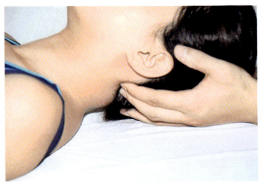

图10-9　按揉风池

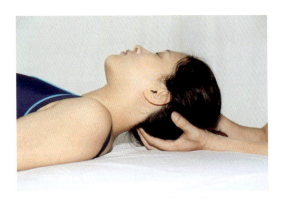

图10-10　按揉风府

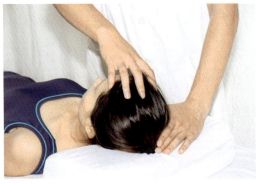

图10-11　梳理头部

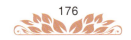

根处，由前向后梳理患者头部，反复操作 10 遍（图 10-11）。

（8）两手拇指、食指相对，从耳尖开始揉捏两侧耳廓至耳垂，而后向下方牵拉耳垂，反复操作 3 ~ 5 遍（图 10-12）。

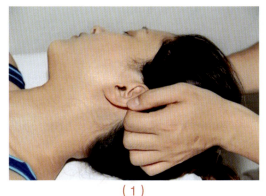
（1）

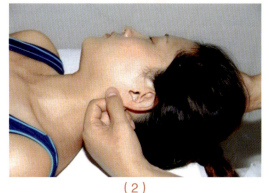
（2）

图 10-12　揉捏耳廓至耳垂

注意事项

手法不宜过重，面部以皮肤微红为度。

二、胸腹部按摩

操作手法

（1）受术者取仰卧位。双手拇指自正中线向两侧分推至两胁，由上至下 3 ~ 5 遍（图 10-13）。

（2）受术者双膝屈曲，腹部放松，施术者叠掌掌心置于其脐部，轻揉腹部，先揉脐周，然后，顺时针揉全腹，操作 2 ~ 3 分钟（图 10-14）。

（3）双手拇指置于腹肌一侧，其余四指置于腹肌另一侧，拇指与四指相对缓缓用力，自上而下、节律均匀地提拿腹肌 3 ~ 5 遍（图 10-15）。

（4）食、中、无名指指腹沿腹正中线（从剑突下至脐）由上至下点压，重点按揉中脘穴，再点压天枢、气海、关元穴，每穴操作30秒（图10-16 ~图10-19）。

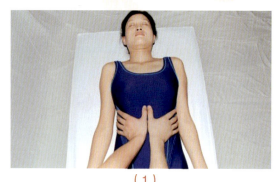
（1）

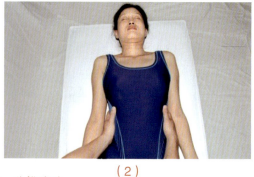
（2）

图 10-13　分推胸胁

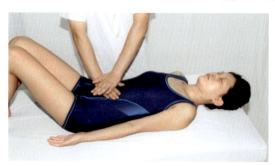
图 10-14　掌揉全腹

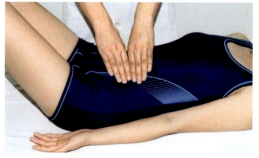
图 10-15　提拿腹肌

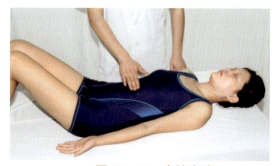
图 10-16　点按中脘

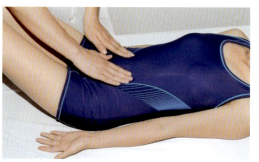
图 10-17　点按天枢

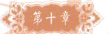

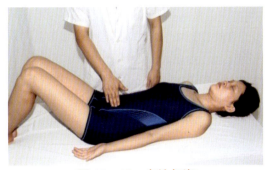

图 10-18　点按气海

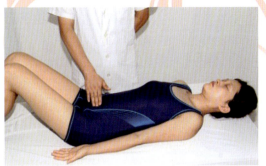

图 10-19　点按关元

（5）全掌置于受术者腹部，以脐为中心，先顺时针后逆时针，各旋转轻摩 1~2 分钟（图 10-20）。

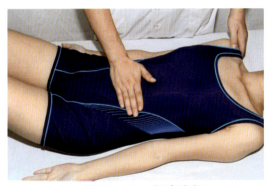

图 10-20　轻摩腹部

注意事项

施术者手要温暖，避免寒冷刺激受术者。

三、上肢按摩

操作手法

（1）受术者取仰卧位。一手握住受术者腕部，另一手拇指与其余四指相对，由肩部至腕部拿揉上肢肌肉，反复操作 3 ~ 5 遍（图 10-21）。

（2）双手握住大、小鱼际，拇指轻揉腕关节 1 分钟（图 10-22）。

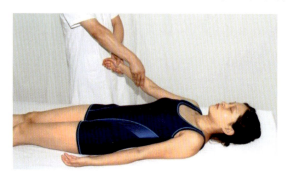

图 10-21　拿揉上肢肌肉

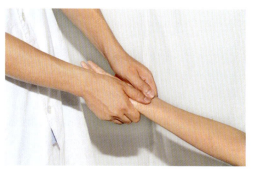

图 10-22　轻揉腕关节

（3）两手拇指按压前臂正中（肘横纹至腕横纹），再按揉曲池、内关、劳宫穴各 30 秒（图 10-23 ~ 图 10-26）。

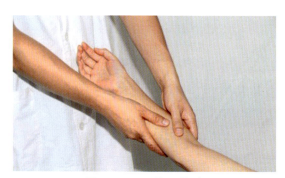

图 10-23　按压前臂正中

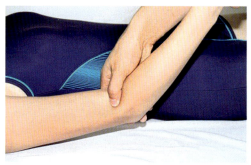

图 10-24　按揉曲池

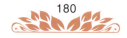

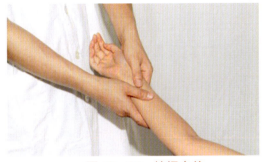

图10-25　按揉内关

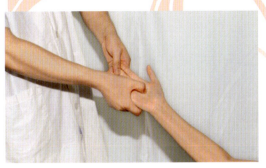

图10-26　按揉劳宫

（4）用双手托住手掌，拇指沿手背掌骨间隙由下至上推摩3～5遍（图10-27），再以一手食指与中指依次夹住拇指、食指、中指、无名指、小指，拔伸手指关节（图10-28）。

（5）双手握住大、小鱼际，再稍用力牵拉并小幅度上下抖动上肢3～5遍（图10-29）。

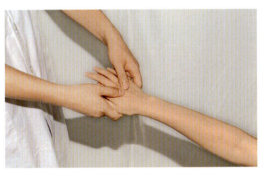

图10-27　推摩掌骨间隙

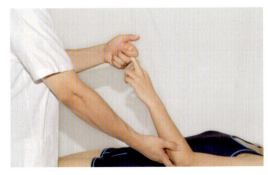

图10-28　拔伸手指关节

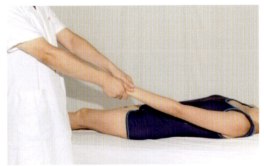

图10-29　牵抖上肢

注意事项

手法不宜过重，以受术者可耐受为度。

四、下肢前侧按摩

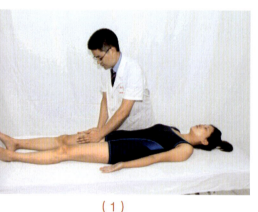
（1）

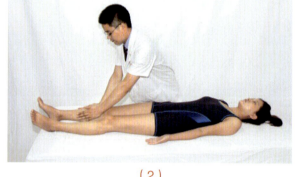
（2）

图 10-30　推下肢前侧

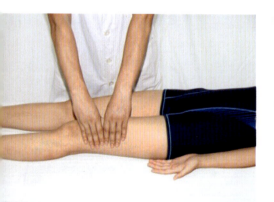

图 10-31　拿揉下肢前外侧

操作手法

（1）受术者取仰卧位。双手并拢置大腿前侧，上身略前倾，稍用力下压，自大腿至足背做推法，反复操作 3 ~ 5 遍（图 10-30）。

（2）双手拇指与其余四指相对，自上而下拿揉下肢前外侧 3 ~ 5 遍（图 10-31）。

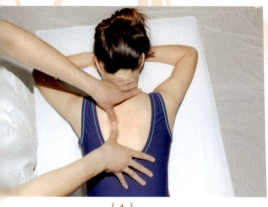

（1）

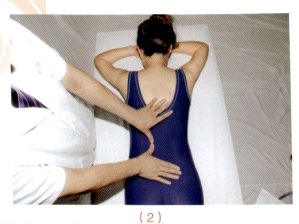

（2）

图 10-43　拨揉脊柱两旁肌肉

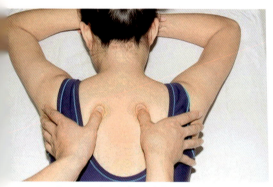

图 10-44　点按脊柱两旁

（图 10-43）。

　　（6）双手拇指在脊柱两旁，自大杼穴至肾俞穴依次点按3～5遍（图 10-44）。

　　（7）双手空拳或虚掌自上而下叩击、拍打背腰部2～3遍（图 10-45）。

　　（8）双手互搓至发热，掌心迅速按压命

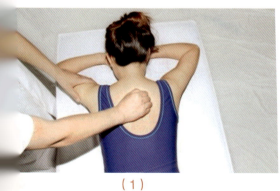

（1）

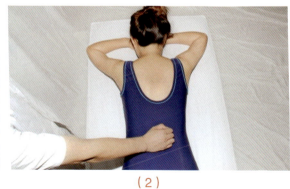

（2）

图 10-45　叩击背腰部

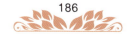

（3）双手拇指按揉两侧肩井、天宗穴各30秒（图10-40、图10-41）。

（4）双手重叠，从背至腰按揉脊柱两侧3～5遍（图10-42）。

（5）双手拇指自上而下拨揉背、腰部脊柱两旁肌肉，反复操作3～5遍

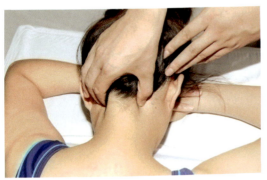

图10-38 点按风池

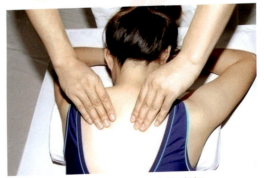

图10-39 拿揉肩部

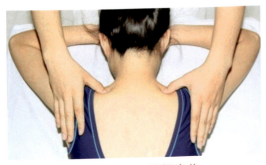

图10-40 按揉肩井

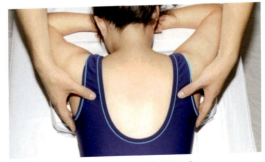

图10-41 按揉天宗

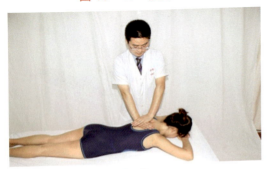

（1）

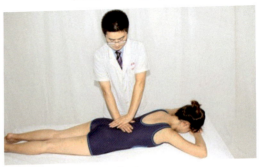

（2）

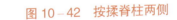

图10-42 按揉脊柱两侧

（6）一手托足底，另一手拇指、食指依次捻揉足趾（图 10–36 ）。

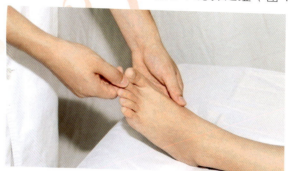

图 10－36　捻揉足趾

注意事项

（1）直推时注意手法连贯，中途不能停顿，经过膝部时要从髌骨两边经过，避免直接按压髌骨。

（2）点按穴位时稍稍用力即可，以有酸胀感为度。

（3）操作时动作要轻缓柔和，节律要均匀。

五、颈肩和背腰部按摩

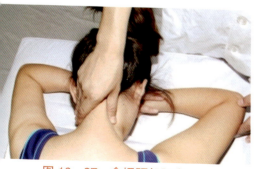

图 10－37　拿揉颈部肌肉

操作手法

（1）受术者取俯卧位。手自上而下拿揉颈部肌肉（图 10-37 ），反复操作 3 ~ 5 遍，再以拇指点按风池穴 30 秒（图 10-38 ）。

（2）拇指与四指相对拿揉肩部，由内到外，反复操作 1 ~ 2 分钟，有酸胀感即可（图 10-39 ）。

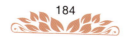

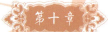

（3）拇指按压足三里、三阴交穴各30秒（图10-32、图10-33）。

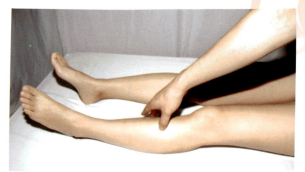

图10-32 点按足三里

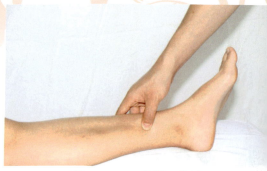

图10-33 点按三阴交

（4）双手掌置于膝关节两侧搓揉30秒（图10-34）。

（5）手握空拳或以虚掌，有节奏自上而下叩击拍打下肢前外侧2～3遍（图10-35）。

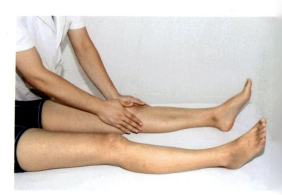

图10-34 搓揉膝关节

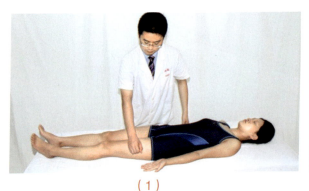

（1）

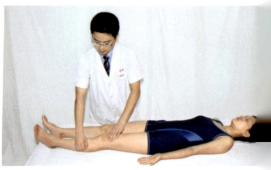

（2）

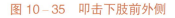

图10-35 叩击下肢前外侧

（3）拇指、食指指腹相对，分置跟腱两侧的昆仑穴与太溪穴，轻缓地拿揉30秒（图10-52）。

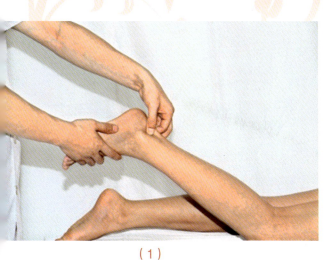
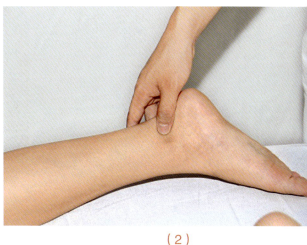

（1）　　　　　　　　　　　　　　　　　　　　（2）

图10-52　拿揉太溪、昆仑

（4）双手空拳有节奏地往返叩击臀部及大腿后侧，反复操作2～3遍（图10-53）。

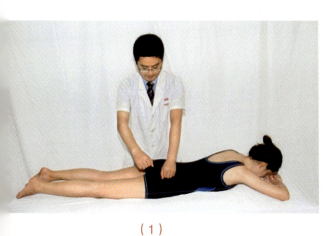
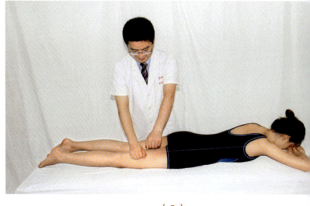

（1）　　　　　　　　　　　　　　　　　　　　（2）

图10-53　叩击下肢后侧

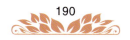

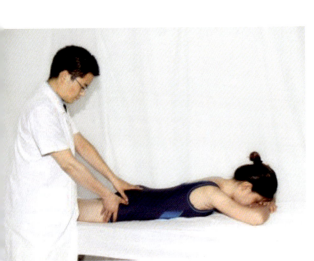

图 10－49　按压环跳

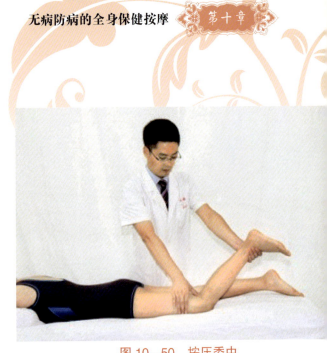

图 10－50　按压委中

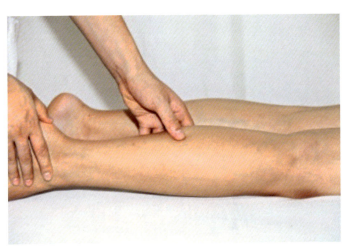

图 10－51　按压承山

注意事项

（1）操作时动作要轻缓柔和，节律要均匀。

（2）点按穴位时稍稍用力即可，以有酸胀感为度。

（3）直推时注意手法连贯，中途不能停顿。

六、下肢后侧按摩

操作手法

（1）受术者取俯卧位。两手拇指与四指相对，自上而下拿揉臀部及下肢后侧，反复操作2～3遍（图10-48）。

（2）拇指分别按压环跳、委中、承山穴各30秒（图10-49～图10-51）。

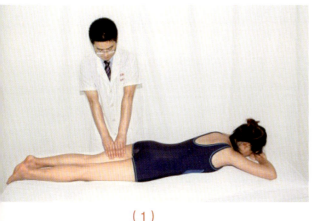 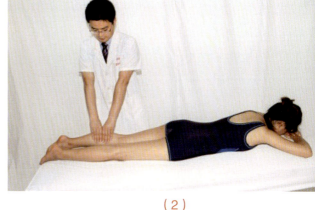

（1） （2）

图10-48 拿揉下肢后侧

门穴片刻，再快速搓擦肾俞、命门至患者腰部感到温热为止（图 10-46）。

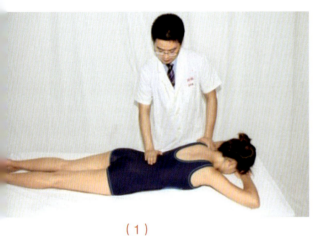
（1）

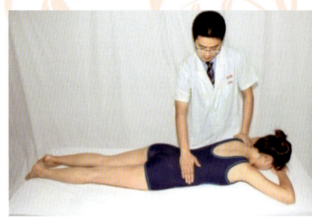
（2）

图 10-46 擦搓腰部

（9）一手扶肩部，另一手以掌根从上向下直推脊柱两侧，左右交替施术 3～5 遍（图 10-47）。

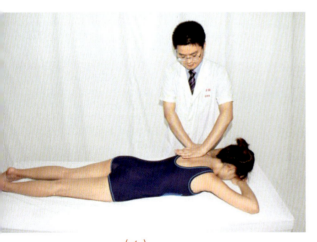
（1）

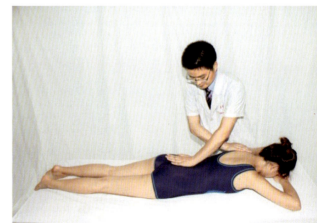
（2）

图 10-47 掌推脊柱两侧

（3）拇指按压足三里、三阴交穴各30秒（图10-32、图10-33）。

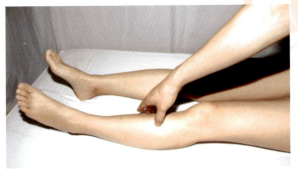

图10-32 点按足三里

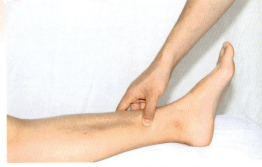

图10-33 点按三阴交

（4）双手掌置于膝关节两侧搓揉30秒（图10-34）。

（5）手握空拳或以虚掌，有节奏自上而下叩击拍打下肢前外侧2～3遍（图10-35）。

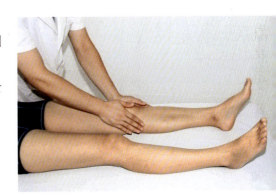

图10-34 搓揉膝关节

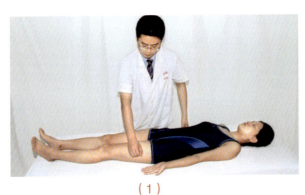

（1）

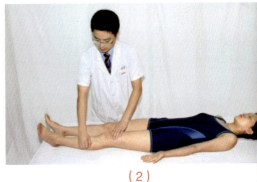

（2）

图10-35 叩击下肢前外侧

（6）一手托足底，另一手拇指、食指依次捻揉足趾（图10-36）。

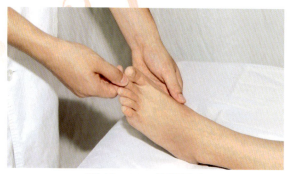

图10-36　捻揉足趾

注意事项

（1）直推时注意手法连贯，中途不能停顿，经过膝部时要从髌骨两边经过，避免直接按压髌骨。

（2）点按穴位时稍稍用力即可，以有酸胀感为度。

（3）操作时动作要轻缓柔和，节律要均匀。

五、颈肩和背腰部按摩

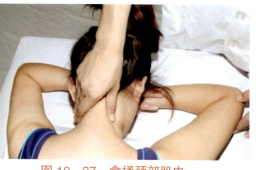

图10-37　拿揉颈部肌肉

操作手法

（1）受术者取俯卧位。手自上而下拿揉颈部肌肉（图10-37），反复操作3～5遍，再以拇指点按风池穴30秒（图10-38）。

（2）拇指与四指相对拿揉肩部，由内到外，反复操作1～2分钟，有酸胀感即可（图10-39）。

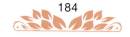

（3）双手拇指按揉两侧肩井、天宗穴各30秒（图10-40、图10-41）。

（4）双手重叠，从背至腰按揉脊柱两侧3~5遍（图10-42）。

（5）双手拇指自上而下拨揉背、腰部脊柱两旁肌肉，反复操作3~5遍

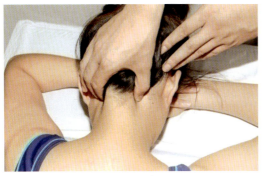

图10-38 点按风池

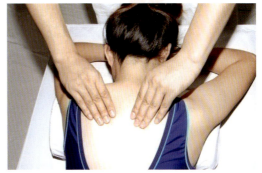

图10-39　拿揉肩部

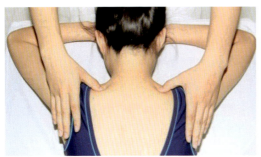

图10-40　按揉肩井

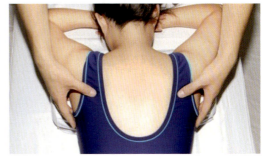

图10-41　按揉天宗

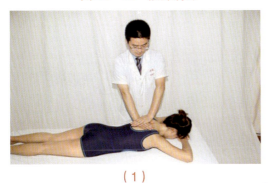

（1）

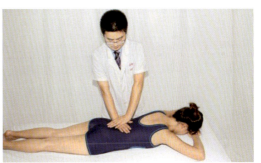

（2）

图10-42　按揉脊柱两侧

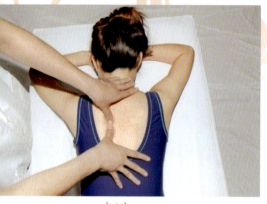

（1）

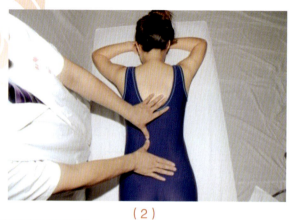

（2）

图 10－43　拔揉脊柱两旁肌肉

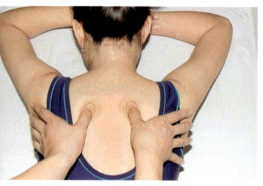

图 10－44　点按脊柱两旁

（图 10－43）。

（6）双手拇指在脊柱两旁，自大杼穴至肾俞穴依次点按 3 ～ 5 遍（图 10－44）。

（7）双手空拳或虚掌自上而下叩击、拍打背腰部 2 ～ 3 遍（图 10－45）。

（8）双手互搓至发热，掌心迅速按压命

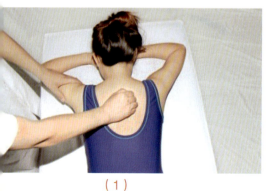

（1）

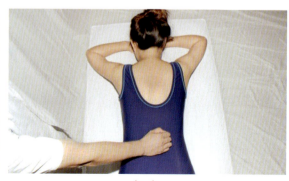

（2）

图 10－45　叩击背腰部

（5）用手掌推足底各3～5遍（图10-54），再以空拳有节奏地叩击足跟部，反复操作3～5遍（图10-55）。

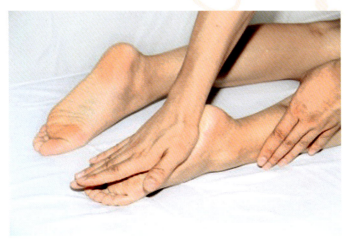

图10-54 掌推足底

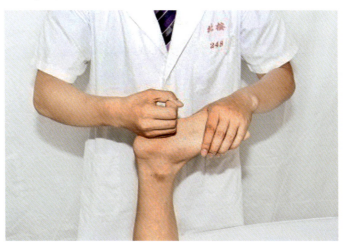

图10-55 叩击足跟

注意事项

（1）操作时动作要轻柔缓和，节律要均匀。

（2）按压穴位时稍用力即可，以有酸胀感为度。